DIABETES La Causa Real y La Cura Correcta

ESTE LIBRO HA GANADO LOS SIGUIENTES PREMIOS
POR SU EXCELENCIA EN CONTENIDO Y DISEÑO

*2017 Beverly Hills Awards: Finalista en la
Categoría de Dieta y Nutrición*

*2017 American Fest Best Book Award: Finalista
en la Categoría de Salud: Dieta y Ejercicio*

DIABETES

La Causa Real y La Cura Correcta

**8 Pasos Para Revertir la
Diabetes Tipo 2 en 8 Semanas**

JOHN M. POOTHULLIL, MD, FRCP

Autor de *Eat Chew* Live
y Surviving Cancer

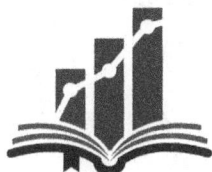

New Insights Press

Dirección Editorial y Edición: Rick Benzel Creative Services
Traducción al español por Miguel Martínez (toba505@gmail.com)
Cubierta y Diseño de Libro: Susan Shankin & Associates
Ilustración de Textos: Cristian Voicu

Publicado por New Insights Press, Los Angeles, California

Library of Congress Number of Control: 2019936824

ISBN: 978-1-7338411-1-5 (print)
ISBN: 978-1-7338411-2-2 (eBook)

NOTA IMPORTANTE

TODAS LAS DISCUSIONES SOBRE LA DIABETES EN ESTE
LIBRO SE REFIEREN SÓLO A LA DIABETES TIPO 2.
SI USTED TIENE DIABETES TIPO 1, POR FAVOR CONSULTE A UN
MÉDICO PROFESIONAL. ESTE LIBRO NO ES PARA USTED.

ESTE LIBRO NO INTENTA REEMPLAZAR EL TRATAMIENTO DE UN MÉDICO.
Expone nuevas explicaciones sobre la causa y la reversión del elevado
nivel del azúcar en la sangre y la diabetes.

Las recomendaciones proporcionadas aquí pueden ayudar a los
lectores con el azúcar elevada en la sangre o diabetes tipo 2. Si usted
las sigue, le recomendamos que consulte con su doctor a medida que
vaya perdiendo peso y reduciendo el azúcar en la sangre.

ESTE LIBRO NO TRATA SOBRE LA DIABETES TIPO 1, en el cual el páncreas
está dañado y no produce suficiente insulina para que el cuerpo utilice
el azúcar. La diabetes tipo 1 es una enfermedad que usualmente
se manifiesta en la niñez. La diabetes tipo 1 puede atribuirse
específicamente a la falta de insulina que produce el páncreas.

Tabla de Contenido

Prólogo   ix

PARTE 1   LOS GRANOS—La Causa REAL de la Diabetes   1

CAPÍTULO 1   El Vínculo Entre los Granos y la Diabetes   3

CAPÍTULO 2   Las Viejas Teorías Sobre la Causa de la Diabetes 17

CAPÍTULO 3   La Teoría Más Lógica que Explica Por qué
             Usted Tiene Diabetes Tipo 2   33

CAPÍTULO 4   Sólo la "Teoría de la Quema de Ácidos
             Grasos" Puede Explicar la Inconsistencia de
             la Resistencia a la Insulina   47

CAPITULO 5   ¿Por qué los Medicamentos para
             la Diabetes Parecen Funcionar si la
             Resistencia a la Insulina No es la Causa?   57

PARTE 2   LA CURA REAL—8 Pasos para Revertir la
             Diabetes en 8 Semanas   73

PASO 1   Elimine los Granos de su Dieta   75

PASO 2 Reconéctese con su Peso Auténtico 87

PASO 3 Mantenga su Peso Auténtico: Prestando
Atención a la Sensación de Hambre 99

PASO 4 Mantenga su Peso Auténtico: Escuchando
los Signos de Saciedad 107

PASO 5 Supere sus Tendencias a Comer en Exceso 113

PASO 6 Tome Control de sus Hábitos Alimenticios 123

PASO 7 Entienda la Comida que Usted Consume 139

PASO 8 Coma y Disfrute sin Diabetes 153

Epílogo 179

APÉNDICE 1 Comparación de Granos con Otras
Fuentes de Carbohidratos 187

APÉNDICE 2 Ajustando sus Medicamentos Para la
Diabetes Mientras Implementa los 8 Pasos 191

APÉNDICE 3 El Verdadero Rol de los Ejercicios en Su Salud 195

Notas Finales 199

Acerca del Autor 201

Prólogo

SI USTED TIENE DIABETES TIPO 2, ya sea recientemente diagnosticado o por varios años, este libro le abrirá los ojos a una nueva forma de pensar acerca de la causa real de su diabetes y la cura correcta que la revertirá. Cualquier idea que tiene sobre la diabetes cambiará después de leer este libro. Si usted piensa que la diabetes es su destino porque alguno de sus padres o ambos la tuvieron, va a saber que usted heredó sólo una predisposición a tenerla. Si usted piensa que la Diabetes tipo 2 no puede ser curada, este libro le va a mostrar un panorama completamente diferente. El hecho es que usted puede revertir el alto nivel del azúcar en la sangre y la diabetes en sólo 8 semanas usando los 8 pasos de este libro.

Para empezar, piense en esto. Si siente que está "controlando" su diabetes con medicamentos que mantienen el azúcar en la sangre a niveles deseados, tiene que hacerse algunas preguntas. ¿A dónde fue a parar el azúcar de la sangre que los medicamentos supuestamente le hicieron desaparecer de su sangre? ¿Salió de su cuerpo? Si su proveedor de medicamentos para la diabetes le dice que el azúcar se ha "metabolizado", que significa que fue usado por las células, pida una evidencia de ello. El hecho es que, aún con medicamentos o inyecciones de insulina, el azúcar de la sangre permanece en el cuerpo disfrazado de grasa, esto puede llevar al bloqueo de vasos sanguíneos y complicaciones diabéticas a pesar de la apariencia de que usted mantiene el azúcar de la sangre en control.

Piense en la libertad que va a sentir al no tener que llevar alimentos cuando usted viaje o hacer arreglos para disponer de alimentos especiales en su destino porque está tomando medicamentos para la diabetes. Piense en no tener que despertarse mientras duerme con transpiraciones, palpitaciones y pánico debido a un episodio de hipoglucemia. Piense en no tener miedo de experimentar nubosidad mental y confusión asociada con el bajo nivel del azúcar en la sangre que ocurre con los diabéticos tipo 2 que toman medicamentos. Piense en la felicidad de poder comer cuando tiene hambre en vez de comer bajo un horario establecido u omitir una comida si lo desea sin tener que preocuparse por las graves consecuencias de la hipoglucemia.

Algunas veces las teorías científicas necesitan ser actualizadas

Hay momentos en que la ciencia existente resulta estar errónea y la explicación de la causa de la diabetes tipo 2 es una de ellas. He estado investigando la diabetes por más de 20 años y resulta que la teoría principal sobre su causa desconoce la verdadera razón científica por la que las personas desarrollan diabetes tipo 2. Por cerca de 80 años se ha aceptado que el alto nivel del azúcar en la sangre es causado por la "resistencia a la insulina", una condición en la que ciertas células en el cuerpo ya no son sensibles a la presencia de la insulina y por eso estas células no permiten que la glucosa ingrese en ellas.

De acuerdo con esta teoría, la resistencia a la insulina es la causa del alto nivel del azúcar en la sangre y eventualmente la diabetes tipo 2 si la condición persiste. Además, a menudo los pacientes creen (y los profesionales médicos pueden llevarlos a pensar) que dicha resistencia a la insulina no puede revertirse una vez que comienza. Esto establece una cadena de efectos, comenzando por tomar medicamentos orales, incrementando su dosis, cambiándola cada vez por más y más fuertes, y eventualmente auto administrarse inyecciones de insulina antes de cada comida.

Sin embargo, debe tener en cuenta que la teoría de la "resistencia a la insulina" nunca se ha demostrado como una evidencia biológica. La teoría no ha podido explicar el porqué se produce la pérdida de sensibilidad a la insulina o porqué el mecanismo biológico sucede. La teoría no ha podido explicar el porqué los jóvenes están desarrollando niveles altos de azúcar en la sangre y diabetes cada vez a más temprana edad. No pueden explicar el porqué las personas delgadas, así como también las personas con sobrepeso desarrollan diabetes. Fracasan al explicar el porqué algunas mujeres embarazadas pueden desarrollar diabetes gestacional durante 8 semanas de embarazo y unos días después de dar a luz, su diabetes desaparece. Aprenderá en este libro que hay demasiadas inconsistencias y falacias lógicas de la ciencia médica para que sigamos creyendo en la resistencia a la insulina.

Después de examinar críticamente 20 años de investigación, he desarrollado una explicación nueva y más comprensible sobre la causa del alto nivel del azúcar en la sangre y la diabetes. Responde preguntas no sólo de adolescentes que cada vez más y más jóvenes desarrollan diabetes, sino además de personas delgadas y con sobrepeso que igualmente la padecen y de algunas mujeres embarazadas que incurren en diabetes gestacional. Mi explicación de la causa del alto nivel de azúcar en la sangre y la diabetes también pretende iluminar el entendimiento sobre el porqué la diabetes se está propagando en todo el mundo, ya que millones de personas la están desarrollando. Y lo más importante, mi explicación de la causa del alto nivel del azúcar en la sangre y la diabetes tipo 2 brinda la respuesta de cómo puede revertirse. En resumen, le mostraré cómo su diabetes puede ser "curada" si sigue los 8 pasos de este libro.

Ésta es la llave que usted necesita entender. *El alto nivel del azúcar en la sangre y la diabetes tipo 2 son causados por el consumo constante de granos y productos elaborados con harinas de granos más de lo que su cuerpo puede utilizar.* El proceso natural de su cuerpo es convertir el consumo excesivo de carbohidratos en ácidos grasos, absorbidos como glucosa en el intestino para todo el cuerpo para luego ser almacenados como grasa. Eventualmente, usted satura las células adiposas de su cuerpo, y cuando sobrepasan su capacidad, sus células adiposas no pueden recibir más ácidos grasos para ser almacenados. Esta situación deja a los ácidos grasos en la sangre, ocasionando que las células de sus músculos pasen de quemar glucosa a quemar esos ácidos grasos.

El resultado: Usted termina con un exceso de glucosa acumulándose en la sangre, lo que conduce al diagnóstico de nivel alto de azúcar en la sangre, y eventualmente diabetes tipo 2.

Esta explicación sobre la causa real de la diabetes abre nuevos caminos sobre cómo puede revertirla si a usted ya se la han diagnosticado, revertirla sin recurrir a la prescripción de medicamentos. Permite a los médicos tratar su diabetes mejor y en etapas iniciales sin recurrir a la prescripción de medicamentos que se toman oralmente o en forma de inyecciones. Es un hecho que los medicamentos no eliminan las graves consecuencias de la diabetes. Los medicamentos pueden expulsar la glucosa de la sangre, pero no del cuerpo. Cuando la glucosa permanece en su cuerpo, como sucede cuando usted tiene diabetes, puede llevar a graves complicaciones de salud, como ceguera, ataque cardíaco, derrame cerebral, insuficiencia renal, amputación y más. Además, es mucho más peligroso experimentar extremadamente bajos niveles de azúcar de la sangre provocados por los medicamentos que ligeros niveles elevados del azúcar por períodos cortos de tiempo.

¿Sólo 8 PASOS para curar la diabetes?

Curar la diabetes significa reducir el nivel alto de azúcar en la sangre por debajo del límite diabético (un rango de 70.2 a 100 mg / dl después de un ayuno de 12 horas, se considera normal) y mantenerlo por debajo de ese nivel de forma continua para evitar sus graves complicaciones ¿Es posible lograrlo en sólo 8 semanas? La respuesta es sí.

Este libro le va a mostrar los 8 pasos cruciales que le cambiarán la vida de la manera más transcendental posible, ayudándole a revertir su diabetes.[1] Posiblemente usted pueda pensar que eliminar los granos de su dieta será difícil, sino imposible; estos 8 pasos le enseñarán cómo hacerlo de una manera que le hará sentirse motivado, orgulloso y cada vez más saludable, en vez de sufrir o sentirse privado de quitarse los alimentos que le gustan más.

Así como usted no consulta etiquetas, tablas comparativas o un libro para determinar cuánto debe beber cuando tiene sed, yo no prescribo qué puede comer usted cuando tiene hambre. Estos 8 pasos no son una "dieta" en sí, sino una revitalización de las opciones de su estilo de vida para reconectarse con su peso "auténtico". Le enseñaré cómo usted va a reaprender a comer sólo cuando realmente tiene hambre, evitando comer en exceso y reestablecer el valor de la buena comida en su vida. Le mostraré cómo usted puede consumir casi todos los alimentos, degustando sus sabores y texturas, y la deliciosa experiencia de disfrutar cada comida, excepto el de evitar los granos cuanto más le sea posible.

---

[1] Revertir la diabetes no reparará ningún daño que la enfermedad ya haya causado, como daño a los nervios (neuropatía diabética), problemas oculares, problemas renales o afecciones cardíacas. Una vez que las células del cuerpo se han dañado debido a la diabetes, el daño suele ser irreversible. Pero esto no implica que no deba revertir su diabetes en curso. Bajar el nivel alto del azúcar en la sangre puede prevenir daños adicionales y otras consecuencias.

Si a pesar de tomar medicamentos su nivel de azúcar en la sangre en ayunas ha aumentado, las recomendaciones de este libro le ayudarán a disminuir el nivel de azúcar en su sangre. Cambiando los hábitos del estilo de vida específicamente evitando los granos tanto como le sea posible, de acuerdo la nueva teoría de este libro sobre la causa real de la diabetes, le ayudará a evitar el progreso de su diabetes y sus múltiples complicaciones. Esto potencialmente salvará su vida.

¿Sólo 8 SEMANAS para curar la diabetes?

Sí, siguiendo los 8 pasos de este libro, la mayoría de las personas pueden bajar significativamente el azúcar de su sangre en tan solo 8 semanas o menos.[2] No toman años para que sus células adiposas empiecen a vaciar el exceso de glucosa que han estado acumulando (en forma de ácidos grasos) cuando usted evite comer granos y productos hechos a base de harinas de granos. Tan pronto como el nivel de ácidos grasos en su sangre se normalice, sus células van a retornar a quemar la glucosa; por lo tanto, bajará el azúcar de la sangre y también le ayudará a perder peso. Asistido por su médico, es posible que usted pueda reducir el consumo del medicamento oral para la diabetes, como la pastilla, o si está inyectándose insulina, lo más seguro es que podrá reducir la dosis poco a poco hasta llegar a cero.

¿Hay pruebas de que ese cambio en el azúcar en la sangre pueda ocurrir tan rápidamente? La respuesta es sí; Un experimento científico importante ha demostrado que el azúcar en la sangre puede reducirse en tan solo 8 semanas una vez que se produce un cambio en la dieta que incluye evitar carbohidratos complejos, como los granos. Usted leerá sobre ese experimento en detalle en la Parte I del libro.

---

[2] Las personas con niveles muy altos de azúcar en la sangre pueden tardar más de 8 semanas. Las personas con células del páncreas dañadas pueden tener dificultades para mantener el nivel de azúcar en la sangre.

Le invito a probar los 8 pasos en este libro por un período de 8 semanas. Juntos, estos pasos funcionan como un programa completo para reducir el azúcar de la sangre, reconectarse con su cuerpo y el peso apropiado, aprender de nuevo a comer saludablemente disfrutando de su comida, y evitar los patrones destructivos como comer en exceso, subir de peso y crear un estilo de vida poco saludable.

PARTE 1

LOS GRANOS

LOS GRANOS—La Causa
REAL de la Diabetes

CAPÍTULO 1

El Vínculo Entre los Granos y la Diabetes

LO MÁS SEGURO es que usted ya sabe que para controlar su diabetes, debe hacer ejercicios y tener una "dieta saludable" con menos carbohidratos y más verduras. Si ya tiene diabetes, es posible que también esté tomando pastillas o inyectándose insulina para controlarla. Lo más probable es que su médico le haya aconsejado hacer ejercicio y tener una dieta saludable.

Esto parece tener sentido ¿Verdad? Si usted tiene una dieta saludable, no subirá de peso. Si no aumenta de peso, es probable que pueda controlar mejor su diabetes, ya que ambos están altamente correlacionados.

Entonces ¿Por qué está leyendo este libro?

Una buena respuesta es, si usted es como ese grupo de personas que va en incremento en el mundo y que por lo general no sigue esos consejos. Usted continúa consumiendo carbohidratos (es posible que ni siquiera esté seguro de qué tipo de alimentos contienen aquellos carbohidratos "malos"). En fiestas, celebraciones, días festivos e incluso algunas comidas durante la semana, a pesar de que se da cuenta, come en exceso, sin poder controlar las ansias por la comida que luce y sabe tan deliciosa. Se promete a sí mismo que compensará comiendo menos mañana para comer más hoy…pero nunca se adhiere a esa promesa. Y a medida que envejece, tiende a hacer menos ejercicio porque está ocupado con el trabajo, la familia y las obligaciones sociales. Entonces usted empieza a subir de peso. Para muchas personas, esta situación contribuye a desarrollar un alto nivel de azúcar en la sangre y diabetes.

Una razón que puede inspirar a leer este libro, es saber qué hacer para NO continuar subiendo de peso y revertir su diabetes. Pero hay otra razón más importante— El sentido común de las recomendaciones médicas está tremendamente equivocada que indican las razones por las que usted necesita evitar los carbohidratos para revertir el aumento de peso y la diabetes. También están equivocado en que el hacer ejercicios puede ayudarle a perder peso (generalmente no sucede así) en comparación de cuáles son los beneficios reales del ejercicio para su salud.

Mi objetivo es explicarle las razones correctas por las que usted debe preferir consumir alimentos más saludables, evitar los carbohidratos y utilizar el ejercicio para acondicionar su cuerpo, pero no para perder peso. Comprender esta información puede marcar una gran diferencia para hacer los cambios de estilo de vida que realmente funcionen, y que usted se sienta motivado a adoptar nuevos hábitos mucho más saludables. En mi experiencia, he encontrado que cuando las personas saben y entienden bien la explicación más lógica de la razón por la que suben de peso, por la que desarrollan un alto nivel de azúcar en la sangre, y que eventualmente tienen un caso completo de diabetes, están mucho más dispuestos a abandonar el pensamiento no científico y la racionalización emocional de seguir viviendo con los mismos malos hábitos.

Entender la información de este libro puede marcar una diferencia si usted ha sido diagnosticado con diabetes, porque va a ver que va a poder tomar medidas específicas para revertir su alto nivel de azúcar en la sangre. Incluso poder dejar de tomar medicamentos para la diabetes o disminuir la dosis de sus inyecciones de insulina.

Si está preocupado por su diabetes y desea hacer algo al respecto, encontrará a este libro como una valiosa guía para una nueva vida saludable y llena de vitalidad, sin alto nivel de azúcar en la sangre y complicaciones relacionadas con la diabetes.

¿Qué es la diabetes tipo 2?

Para ser claros, definamos qué se entiende por diabetes en este libro. Primero, hay dos formas comunes de diabetes:

Diabetes tipo 1- En esta forma de diabetes, las células especiales del páncreas que son responsables de producir insulina no funcionan adecuadamente. La insulina es la hormona mensajera que le dice a las células del cuerpo que *permitan* el ingreso de la glucosa del torrente sanguíneo. La glucosa es utilizada por las células para producir energía para su normal funcionamiento. En general, la diabetes tipo 1 ocurre cuando las personas desarrollan un páncreas que no funciona, y se inicia con frecuencia en la infancia o algunas veces años después del nacimiento. Diabetes tipo 1 es una enfermedad real.

*Diabetes tipo 2 -*En esta forma de diabetes, se cree en la actualidad, que el páncreas no produce suficiente insulina en relación con la cantidad de glucosa en la sangre o que la insulina no es efectiva, entonces las células del cuerpo no absorben la glucosa. Esto deja la glucosa en el torrente sanguíneo, por lo tanto, un alto nivel de azúcar en la sangre.

El problema con el alto nivel de azúcar en la sangre es que las cantidades excesivas de glucosa pueden causar daño a varios tipos de células en el cuerpo, incluidas las células del sistema nervioso, las células en los vasos sanguíneos, el corazón, los riñones y los ojos. Esto puede provocar condiciones peligrosas de vida que pueden llegar a ser incluso mortales (vea el recuadro en la página siguiente para que usted sepa por qué no desearía tener diabetes). Este libro trata sobre la diabetes tipo 2 y explica exactamente que la razón de su causa ha sido mal entendida y debe ser actualizada. Esta es la información que le ayudará a cambiar con éxito su estilo de vida y sus hábitos alimenticios para revertir su diabetes.

POR QUÉ USTED NO DESEARÍA TENER DIABETES

La mayoría de las personas jamás se imaginan que podrían desarrollar diabetes, especialmente entre los 20 y 30 años. Aún cuando existen casos de diabetes en sus familias — como padres, abuelos o tíos — Podría pensar que no le podría suceder a usted mismo. Pero la realidad es que, los incidentes de diabetes están creciendo rápidamente, a edades cada vez a más tempranas, Hoy en día, adolescentes, jóvenes de la llamada generación milenaria y adultos de todas las edades son diagnosticados con el azúcar alto en la sangre (pre-diabetes) y diabetes ya desarrollada. Nosotros analizaremos las razones del incremento elevado de la diabetes más adelante, por ahora, sólo tome en cuenta las repercusiones de tener diabetes. La diabetes es una condición médica grave. Aquí están algunos de los problemas de salud causados por la diabetes tipo 2 no controlada:

- *Deshidratación.* La acumulación de azúcar en la sangre causa un incremento en la micción, las ganas de orinar, esto puede llevar a la deshidratación y complicaciones derivadas.

- *Daño a las células del cuerpo.* Cuando la glucosa de la sangre consistentemente se mantiene en altos niveles, la glucosa se adhiere a las proteínas de las células como si fueran células nerviosas interfiriendo con su normal funcionamiento.

- *Es un agente potencial de la falla de órganos.* Niveles no controlados de glucosa daña los vasos sanguíneos más pequeños de los ojos, los riñones, y posiblemente puede ocasionar ceguera o insuficiencia renal.

- *Arteriosclerosis.* La diabetes puede provocar el endurecimiento de las arterias, lo que puede causar un ataque cardiaco y derrame cerebral.

- *Coma diabético.* Una persona con diabetes tipo 2 que tiene un cuadro de deshidratación severa y que no puede tomar suficientes líquidos para compensar la pérdida de los mismos, puede sufrir coma diabético.

Hace algunas décadas, la diabetes tipo 2 se la relacionaba con los adultos porque la edad típica de inicio era más de 60 años. Hoy en día, personas en edades de los 30s y 40s tienen diabetes. Algunos son diagnosticados en los 20s. Y en el momento que este libro estaba siendo preparado, se reportó que un número que va en aumento de adolescentes son diagnosticados con diabetes. Una vez que usted tiene un nivel alto del azúcar en la sangre, puede permanecer así a menos que haga algo para revertirla. Pero puede curarse la diabetes en una forma completamente natural si sigue los conceptos y los consejos en este libro.

Una pregunta simple y lógica es el aviso

Vea estos hechos:

De acuerdo con la Federación Internacional de la Diabetes, 285 millones de personas en el mundo tuvieron diabetes tipo 2 en el año 2010. Se espera que llegue a 438 millones de personas en el 2030.

- En los Estados Unidos, cerca del 12% de la populación adulta tiene diabetes, y más de un tercio de los adultos mayores de 20 años tiene pre-diabetes, que puede convertirse en diabetes completa dentro de 5 años. Estas estadísticas representan un gran incremento desde el año 1980.

- En la India, cerca de 12 millones de adultos tuvo diabetes en 1980 mientras cerca de 65 millones lo tuvo en el 2014.

- En la China, 20 millones tuvo diabetes en 1980, incrementándose a 103 millones en el 2014.

- La incidencia de la diabetes se ha incrementado en casi todas las naciones del mundo. Incluso en varios países de bajos y medianos ingresos económicos.

Entonces considere esta pregunta: ¿Qué lazo hay entre estas estadísticas? ¿Por qué hay cada vez más y más personas en todo en todo mundo desarrollando diabetes, sabiendo que no es una enfermedad contagiosa? La lógica dictamina que algunos factores deben ser los motores del incremento. ¿Podría ser que algunas personas están evolucionando para ser incapaces de procesar glucosa? Esto parece ilógico e improbable, dado que la evolución no ocurre en 40 ó 50 años, y que no todos los humanos en la tierra están evolucionando para experimentar el mismo problema.

Después de más de 20 años de investigación, estoy convencido que la causa del incremento de la diabetes es el consumo de granos y productos hechos de harina de granos. No cabe duda de esto: el vínculo está claro. A medida que más y más naciones han llegado a depender de los granos como el alimento básico de su dieta, la incidencia de la diabetes también se ha incrementado. Esto es evidente en los Estados Unidos, donde fácilmente se documenta la creciente incidencia del aumento de peso y las afecciones asociadas, como la diabetes tipo 2. De acuerdo con el análisis de 2014 de los datos de una encuesta de salud, los individuos nacidos entre los años 1966 y 1980 tienen el doble de probabilidades de tener diabetes en comparación con las personas de la misma edad nacidas entre 1946 y 1965.

Teniendo en cuenta esto, está claro que el culpable es el aumento en el consumo de granos que se encuentran en las comidas rápidas, los alimentos procesados y snacks, y los productos horneados con harina de granos. [1] En forma similar, es evidente en países como India y China, donde la incrementada población de la clase media consume más arroz blanco que antes. En décadas recientes, más personas consumen comida rápida y así como también dulces.

¡Los humanos no estaban destinados a comer tanto grano!

Los ancestros de los humanos modernos aparecieron en la tierra hace 50,000 años atrás aproximadamente. El cultivo de plantas empezó sólo después de 40,000 de la existencia de la humanidad. La domesticación del arroz y los granos como el trigo y el centeno se remonta solamente entre 13,000 a 10,000 años AC. Esto significa que los humanos sobrevivieron sin el consumo de cantidades significativas de granos y productos hechos con harina de granos para la gran mayoría de la vida humana en la tierra.

Los humanos siempre estuvieron equipados para digerir los carbohidratos complejos. Pero es probable que los humanos primitivos obtuvieron carbohidratos complejos y nutrientes asociados con carbohidratos de vegetales que requerían masticación, como el camote, la yuca, la papa y el taro. No fue hasta hace varios milenios que los carbohidratos de los granos se convirtieron en un elemento básico de la dieta humana. En la Edad Media, muchas culturas sobrevivieron con avena, arroz o papas, dependiendo de los cultivos que crecían en su región. A finales del siglo XIX, se inventaron los molinos industriales, lo que facilitó refinar los granos en harinas y otros productos hechos con almidón y harinas. Debido a esto, los granos se convirtieron en la principal fuente de carbohidratos en la dieta humana.

Pero en el siglo pasado, como nunca, las prácticas agrícolas modernas alteraron la agricultura de granos y la producción de productos de harina de granos, generando un tremendo aumento en el rol que ejercen de los granos en nuestras dietas.

Hoy en día, la ciencia agrícola nos permite cultivar especies híbridas y resistentes a la sequía utilizando riego, fertilizantes y maquinaria para producir suficiente cantidad de carbohidratos para alimentar a la humanidad. Los tres principales cultivos producidos en el mundo son el arroz, el maíz y el trigo. Cada uno se cultiva un promedio de 600 a 800 millones de toneladas por año para alimentar a miles de millones de personas en todo el mundo y para alimentar a los animales que consumimos.

Los granos se han vuelto muy fáciles de transportar, son rápidos de cocinar, fáciles de masticar y se digieren y absorben fácilmente (excepto por personas celiacas o alérgicas a los cereales). Moler granos para hacer harina hace que sean fáciles de almacenar sin refrigeración. El proceso de refinamiento produce almidón y harinas de tal calidad que los Chefs pueden explotarlo para crear una multitud de platos y productos. Por ejemplo, el trigo puede ser refinado en harina con un alto contenido de proteínas para hacer pan crujiente y masticable, o un bajo contenido de proteínas adecuado para tortas, galletas y moldes para productos de repostería. La harina de trigo se utiliza para espesar salsas. La variedad de productos comestibles que son hechos con carbohidratos de granos no tiene fin, y estos alimentos cautivan a las personas en todo el mundo.

El consumo de carbohidratos de granos ahora representa más del 50 por ciento de las calorías en la dieta típica de los adultos en los Estados Unidos. Incluso el USDA recomienda múltiples raciones de granos por día. Muchos grupos de expertos recomiendan el consumo de productos de "granos enteros", creyendo en sus beneficios para la salud simplemente porque contienen vitaminas B, vitamina E y fibra normalmente asociada con el salvado (cáscara de granos). La comunidad médica además apoya este mito con pronunciamientos que resaltan las virtudes de ingerir en la primera comida del día (generalmente un cereal a base de granos, harina de avena o pan) con el objeto de dejarlo listo para la escuela, el trabajo u otras actividades. Esta comunidad hace hincapié, advirtiendo que aquellos que no desayunan, es probable que consuman un bocado a media mañana que contenga más energía de la que hubiesen consumido en el desayuno.

La industria de alimentos se siente más que dichosa de poder explotar esta oportunidad comercializando cereales fáciles de preparar y muchos productos a base de harina de granos para el desayuno. Las compañías de alimentos incluso obtienen el respaldo de asociaciones médicas y expertos en productos hechos con granos integrales. Ellos promueven las virtudes de las vitaminas, minerales y proteínas que han añadido a sus productos hechos a base de granos o la eliminación de partículas como el gluten de estos productos. El enfoque publicitario en estos supuestos beneficios para la salud ha facilitado que la población en general pase por alto el grave impacto que tienen los carbohidratos en los cereales y los alimentos a base de granos en los niveles de glucosa en la sangre.

¿Existe alguna prueba de esta teoría?

Desde mi punto de vista, hay pruebas muy sólidas que en cada lugar del mundo donde los granos se han convertido o se están convirtiendo en un elemento básico de la dieta, vemos una incidencia de rápido incremento de diabetes. Considere estos dos estudios específicos.

En los nativos americanos. La prevalencia de diabetes entre los 2917 indios Pima mayores de 35 años que vivían en Arizona que fueron estudiados entre 1965 y 1969 fue de casi el 50%, la mayor incidencia de diabetes en un grupo distinto de personas jamás registrado, según se informó en la revista médica *The Lancet*, en julio de 1971. Este no fue un hallazgo aislado. Más del 30% de las personas mayores de 25 años entre otras tribus nativas – Los Senecas, Cherokees, y Cocopah – también tuvieron diabetes tipo 2. Aunque los investigadores concluyeron que "las razones de la frecuencia tan alta de diabetes mellitus son desconocidas", especularon que había una posible conexión fuerte entre la obesidad y la diabetes con el cambio de la dieta tradicional de las tribus a la típica dieta americana después de su confinamiento en las reservas indias. Como muchas tribus nativas, Los Pima hicieron un profundo cambio en lo que ellos comían. Y la consecuencia fue su sorprendente incidencia de diabetes.

Cuando las tribus nativas americanas vivían es su ambiente natural en las llanuras, su dieta en gran parte consistía en verduras, frutas, nueces, huevos, pescado y carne de animales que ellos cazaban. Pero cuando los indios fueron confinados a las reservas indias, sus comidas pasaron a contener sustancialmente más alimentos a base de granos, en cantidades que llegaban hasta un 50% de su ingesta total como fuente de energía alimentaria. El vínculo entre este radical cambio en la dieta de una cultura entera que reside en diferentes lugares, y el alarmante resultado de la alta incidencia de la diabetes no puede ser una coincidencia.

Los aborígenes australianos. Es otro fascinante estudio que apoya el impacto de los granos en la causa de la diabetes fue realizado en Australia. En 1970 el investigador Kerin O'Dea convenció a diez personas (cinco hombres y cinco mujeres) aborígenes australianos con diabetes declarada con un promedio de 54 años a dejar su dieta urbana y pasar 7 semanas viviendo como cazadores-recolectores en su territorio tradicional al norte de Australia. En la naturaleza ellos comieron carne de canguro, tortuga, cocodrilo, pescado, yucas silvestres, y otras comidas, como sus antepasados lo hicieron. Mientras que su dieta urbana consistía en cerca del 50% de carbohidratos (harina, arroz, papas, bebidas azucaradas y alcohol), 40% de grasa de carnes y 10% de proteínas, su dieta en el medio natural era de 61% de proteínas y 24% de grasas y sólo 16% carbohidratos.

Los resultados del experimento de las 7 semanas mostraron que cada uno de los participantes bajó el nivel del azúcar en la sangre a niveles normales. Mientras los investigadores que realizaban este experimento creyeron que la reducción de los niveles del azúcar fue el resultado de la dieta baja en grasa; yo planteo que este experimento es otra prueba definitiva de que la reducción del consumo de carbohidratos es lo que llevó a disminuir el azúcar en la sangre en tan solo 7 semanas. Bajar del 50% de carbohidratos a sólo 16% en la dieta de uno es un cambio mucho más significativo que hacer el mismo cambio en el consumo de grasas. Así como muchos investigadores en la década de los 70s se enfocaron en el rol de la grasa como la causa de los problemas cardiacos, y con mucha razón, Nosotros sabemos ahora que la fuente verdadera de esa grasa fue el hígado el que la elaboró a partir del exceso de glucosa absorbida por el intestino.

Estos dos estudios, aunque realizados con diferentes personas y en diferentes momentos, actúan juntos de manera científica para ayudarnos a ver el vínculo entre los granos y la diabetes. Estableciendo que causa y efecto es un método universalmente aceptado para darle validez un concepto científico. Primero, se introduce un agente sospechoso en un ambiente para ver si hay un cambio significativo que represente un parámetro. Luego, desde un ambiente que ya muestra el mismo parámetro modificado, se quita el agente, mostrando una reversión significativa del parámetro. Si esto se demuestra, se establece la relación de causa y efecto más allá de toda duda.

La introducción de alimentos a base de granos en el ambiente de las tribus nativas americanas dio como resultado una incidencia significativa de diabetes tipo 2. La eliminación de granos, el mismo agente, del medio ambiente de los aborígenes australianos mostró una reversión significativa de la diabetes tipo 2. En mi opinión, no puede haber ninguna duda que la causa - es el consumo de comidas a base de granos – y el efecto – diabetes tipo 2

La producción mundial de cereales subió de 0.8 billones de metros cuadrados en 1961 a 2.82 billones en 2014, como ha sido reportado por la Organización de Alimentos y Agricultura. Así como la población mundial aumentó de 3 mil millones a 7 mil millones. Mientras que la proporción de energía total proporcionada por los carbohidratos en la dieta fue del 70% o más en Asia y África, el porcentaje de energía proporcionada por los carbohidratos fue sólo del 50% en el mundo desarrollado, por que las personas consumen más cantidad de proteínas y grasa. Sin embargo, un reporte hallado en la revista *The Lancet Oncology* en 2002 señalaba que, en las últimas décadas, la proporción de personas con exceso de peso corporal había aumentado tanto en los países desarrollados como en los países en desarrollo. La conclusión a la que llego, al analizar estos estudios, es que la incidencia común de diabetes que va en incremento en muchas naciones de Europa Occidental, en India, en China y en muchos otros países asiáticos, sólo puede correlacionarse con el consumo de granos y productos hechos de harinas de granos.

UNA CIENCIA EQUIVOCADA NOS LLEVA EN UNA DIRECCIÓN EQUIVOCADA

En Estados Unidos, uno de los principales factores detrás de nuestra gran preferencia por los granos surgió de una guerra equivocada contra la grasa. A mediados de la década de los 80s, un millón de estadounidenses morían a causa de enfermedades al corazón, que se cree fueron causados por el consumo de alimentos grasos. Varios científicos publicaron artículos con investigaciones que demostraron que la grasa, específicamente el colesterol de lipoproteínas de baja densidad (LDL), obstruye las arterias. Los políticos influenciados por esos reportajes declararon la guerra a la grasa. El Instituto Nacional de Salud recomendó a todos los americanos consumir menos grasa y colesterol para reducir el riesgo a las enfermedades del corazón.

Como respuesta la industria alimentaria comenzó a promover las virtudes de carbohidratos "saludables" contra los alimentos grasos. Los estadounidenses creyeron en esa campaña publicitaria y aumentaron el consumo de carbohidratos al mismo tiempo que reducían el consumo de alimentos con grasas. Desayunos a base de cereales de granos, sándwiches para el almuerzo, y los almidones (arroz, papas o maíz) que acompañaban las cenas se convirtieron en su dieta básica, junto con la masiva producción de donuts, pasteles, tortas, pastas, pizzas y panes. El resultado: la incidencia de la diabetes tipo 2 entre los adultos aumentó más del 160% desde 1980 hasta 2012.

Nuestra postura invariable sobre los granos

Hoy en día, la mayoría de la gente acepta a los granos como parte necesaria de nuestra dieta. Generaciones enteras han crecido con los granos y no pueden imaginar tener una comida sin la presencia de pan, papas, arroz, o maíz. Aunque las estadísticas demuestran que cuanto las personas comen más granos, mayor es la incidencia de diabetes, la mayoría de las personas (y los médicos) han llegado a tener una actitud indiferente con respecto a los granos. Esto da a los fabricantes y comercializadores de alimentos más armas para inducirnos a consumir más y más alimentos a base de granos. En nuestro mundo globalizado, es fácil encontrar productos como estos en cualquier parte: Panes en todas sus formas, baguettes, palitos de pan, bollos, croissants, pretzels y rollos; challah, chapatti, focaccia, injera, lavash, naan, paratha, roti, pan pita, pizza y tortilla; bhatura, frybread, puri y sopaipilla; galletas, pasteles, bizcochos, rosquillas, y pasteles; mantou, pot pot stickers, dumplings, fideos y otro tipo de pastas; crepes, tortitas, empanadas, queques, doughnuts, panqueques, postres variados y otros productos hechos con harinas de granos preparados en diversas cocinas étnicas y sabores regionales.

Todo esto suena muy bien ¿No es verdad? Pero consumirlos pone en riesgo elevar el nivel del azúcar en su sangre y eventualmente diabetes.

Entonces exactamente ¿Cuál es el nexo entre los granos y la diabetes? ¿Por qué usted tiene que reducir el consumo de granos a cantidades más bajas posibles? ¿El no consumir granos cómo puede revertir su diabetes? Siga leyendo.

CAPÍTULO 2

Las Viejas Teorías Sobre la Causa de la Diabetes

EXISTEN DOS explicaciones comunes por las que las personas desarrollan diabetes tipo 2 – "insuficiencia de insulina" o "resistencia a la insulina."

Ninguna de estas explicaciones señala a los granos como la causa. Por lo tanto, ambas omiten el vínculo claro entre el enorme porcentaje de alimentos a base de granos en nuestra dieta y el aumento de la incidencia de diabetes en los países de todo el mundo. Ninguna de las dos explicaciones puede explicar las muchas inconsistencias en las razones de por qué las personas desarrollan niveles altos de azúcar en la sangre y terminan con diabetes – Precisamente porque ellos no reconocen el efecto que causan los granos en la alteración de la biología del cuerpo.

Veamos estas dos explicaciones y usted va a ver por qué considero que están errados y porqué las explicaciones que doy después de todo tiene más sentido biológico y lógico – y señala la cura que le va a permitir revertir su diabetes.

La teoría del páncreas disfuncional

Esta teoría está basada en el hecho que los diabéticos pueden presentar un alto nivel de azúcar en la sangre, pero niveles bajos de insulina en la sangre. El metabolismo normal del cuerpo debería liberar más insulina del páncreas a medida que aumentan los niveles de glucosa en la sangre. Por lo tanto, la sospecha es que el sistema de respuesta de la insulina en el páncreas funciona mal. Esta falla hace que el páncreas no libere un suministro adecuado de insulina cuando la glucosa ingresa al torrente sanguíneo desde el intestino después de una comida rica en carbohidratos. Con el tiempo, la teoría sostiene, por lo tanto, que usted presente un estado constante de alto nivel de azúcar en la sangre con un bajo nivel de producción de insulina.

¿En qué está errada la teoría del páncreas disfuncional?

En primer lugar, esta teoría no ha sido comprobada. Para que la teoría del páncreas disfuncional sea creíble, se debe explicar la razón por la cual se presenta la misma disfunción en las personas con sobrepeso, como también personas delgadas, y personas embarazadas quienes desarrollan diabetes. Tampoco hay una explicación de cómo el páncreas recupera su funcionalidad cuando una persona obesa pierde peso o después que una diabética embarazada da a luz. Nadie ha demostrado ningún mecanismo defectuoso responsable de la reducción de la secreción de insulina del páncreas cuando hay glucosa en la sangre. ¿Es la razón o el mecanismo de la supuesta liberación de insulina insuficiente la misma entre todas estas personas? Si es así, eso parece extraño. Si no es así, ¿Sobre qué base pueden los expertos afirmar que diferentes razones producen el mismo defecto funcional en el mismo órgano, el páncreas? ¿Existe posiblemente que haya otra causa para el alto nivel de azúcar en la sangre entre estos tres tipos muy diferentes de personas?

En segundo lugar, esta teoría no reconoce un hecho biológico básico - el cerebro regula la liberación de hormonas en el cuerpo. De hecho, los ajustes que suceden minuto a minuto y que mantienen el nivel normal de glucosa en la sangre involucra las acciones combinadas de la insulina con otras tres hormonas: el glucagón, la adrenalina y el cortisol. El cerebro integra este proceso y controla la liberación de las cuatro hormonas. Esto significa que también es ilógica la afirmación de que sólo las células pancreáticas se vuelven disfuncionales y no liberan la insulina necesaria para regular el nivel de azúcar en la sangre mientras que las otras tres hormonas liberan mecanismos que se comportan normalmente, es también ilógico.

El rol del cerebro en regular las hormonas da la explicación más lógica del porqué los diabéticos usualmente tienen azúcar alta en la sangre y niveles bajos de insulina en el cuerpo. Cuando el azúcar en la sangre sube, éste envía una señal biológica bastante fuerte para que el páncreas secrete insulina. Sin embargo, en aquellos diabéticos quienes continuamente tienen un nivel alto de azúcar en la sangre por bastante tiempo, el centro de control del cerebro eventualmente envía una señal al páncreas para que modifique la cantidad de insulina que segrega de tal forma que preserve la funcionabilidad de las células pancreáticas encargadas de segregar la insulina, así como también, para proteger al cuerpo de los efectos hormonales indeseados. Esto se debe a que la insulina no sólo ordena a las células que absorban la glucosa, sino que también influye en el metabolismo de los ácidos grasos y los aminoácidos, la secreción de ácidos en el estómago, la eliminación de sodio en el riñón y otras actividades biológicas en el cuerpo. Además, actúa como una hormona de "crecimiento", ayudando a la división de células. Demasiada insulina en el cuerpo provoca una excesiva división celular. Éste es, en realidad, la razón por la que los diabéticos tienen las tasas más altas de cáncer al páncreas, hígado, colon, mamas, vías urinarias y endometrio que las personas que no tienen diabetes. En efecto, el cerebro busca reducir la liberación de insulina a pesar de los períodos continuos de alto nivel de azúcar en la sangre.

En última instancia, es el papel del cerebro el mantenimiento de una actividad interna constante a través de mensajeros como las hormonas y esto proporciona una explicación mucho más lógica del porqué los diabéticos a menudo tienen un alto nivel de azúcar en la sangre y niveles bajos de insulina en el cuerpo que la teoría de la disfunción de un órgano, el páncreas.

La teoría de la resistencia a la insulina

Esta es la teoría más trascendental sobre la causa de la diabetes tipo 2. De acuerdo con esta teoría, por alguna razón, las células del cuerpo se vuelven "insensibles" y no responden a la acción de la hormona de la insulina. Esto ocasiona que la glucosa se mantenga en el torrente sanguíneo en vez de ingresar a las células incluso cuando hay niveles adecuados de insulina en la sangre ¿Por qué sucede esto? Extrañamente, la ciencia médica aún no ha podido explicar el porqué se produce esta supuesta resistencia a la insulina, ni tampoco ha podido precisar qué mecanismo biológico hace que esto ocurra. Sigue sin explicarse el porqué miles de millones de células cambian repentinamente a resistir la presencia de insulina y permitir que la glucosa ingrese en ellas cuando esas células no presentaban el problema antes.

Uno de los elementos más sospechosos (y biológicamente ilógicos) de esta teoría es que la resistencia a la insulina no se produce en todas las células del cuerpo. Hay 200 tipos de células en el cuerpo, pero la teoría afirma que la resistencia a la insulina ocurre en sólo tres grupos principales de células: 1) las células musculares que no se han calentado (células musculares inactivas), 2) las células del hígado y 3) las células adiposas (células de grasa).

No importa cuánto sepa usted o no de ciencia biológica, está claro que esta teoría no tiene sentido. ¿Por qué sólo tres tipos de células se vuelven resistentes a la insulina? Veamos cada uno de estos tipos:

Células musculares— se sabe que los músculos activos y en pleno ejercicio no necesitan la ayuda de la insulina para permitir que la glucosa ingrese a las células musculares. Sin embargo, cuando las células musculares descansan, la teoría de la resistencia sostiene que sucede una gran reducción en la cantidad de glucosa que se esparce en las células, a pesar de la presencia de insulina en el exterior. Se considera una evidencia que las células musculares "resistan" la acción de la insulina debido a algún tipo de mecanismo interno imperfecto.

Las células del hígado—También se piensa que el hígado se vuelve resistente a la insulina porque en la diabetes tipo 2, el hígado continúa liberando glucosa incluso cuando el torrente sanguíneo ya está sobrecargado y la insulina está presente en cantidades adecuadas. Normalmente, la insulina impediría que el hígado libere glucosa. Por lo tanto, se formula la teoría que las células hepáticas también se vuelvan resistentes a los efectos de la insulina.

Células adiposas (Células de grasa) — Usted tiene que saber un poco de biología para entender la razón por la cual la teoría a resistencia a la insulina cree que las células adiposas se convierten resistentes a la insulina. Normalmente, después de las comidas, la digestión produce glucosa a partir de los alimentos ingeridos. Cuatro horas después de una comida, las moléculas de glucosa que no han sido absorbidas por las células del cuerpo son convertidas en el hígado primero en ácidos grasos y después en grasas llamados triglicéridos. La sangre entonces lleva estos triglicéridos al tejido adiposo para que sean almacenados.

Pero las moléculas de triglicéridos son muy grandes para que ingresen a las células adiposas. El papel de la insulina aquí es la de activar una enzima llamada lipasa afuera de la célula adiposa que le ordena que descomponga las moléculas de triglicéridos en pequeños ácidos grasos para que puedan pasar a través de la membrana de la célula adiposa. Una vez dentro, los tres ácidos grasos se vuelven a combinar con una molécula de glicerol elaborado de la glucosa dentro de la célula adiposa (de ahí el nombre de triglicérido) para su almacenamiento.

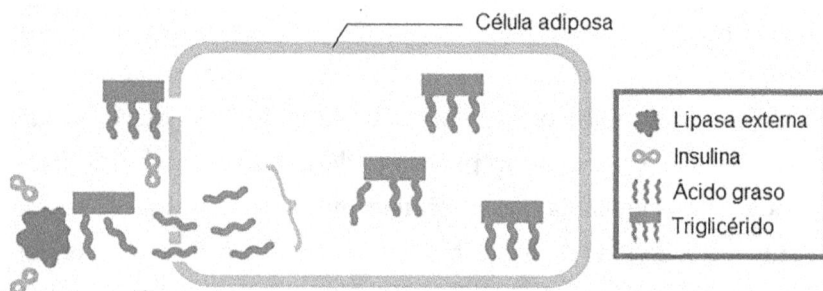

El triglicérido producido por el hígado que llega a la célula adiposa es muy grande para que pueda ingresar. La insulina activa la lipasa externa fuera de la célula adiposa para que el triglicérido sea convertido en ácido graso que pueda ingresar a la célula. Adentro, estos ácidos grasos son modificados en triglicéridos para su almacenamiento.

Cada vez que su cuerpo necesita energía extra, *dentro* de la célula adiposa, otra enzima lipasa transforma los triglicéridos almacenados en ácidos grasos que salen de la célula grasa al torrente sanguíneo. Estos ácidos grasos luego se van hacia donde el cuerpo las necesite, como es el caso de las células musculares que pueden extraer energía de los ácidos grasos, al igual que pueden hacerlo de la glucosa. Por lo general, la presencia de insulina fuera de la célula adiposa inhibe a la enzima lipasa, que está dentro de la misma célula, de liberar ácidos grasos de los triglicéridos almacenados.

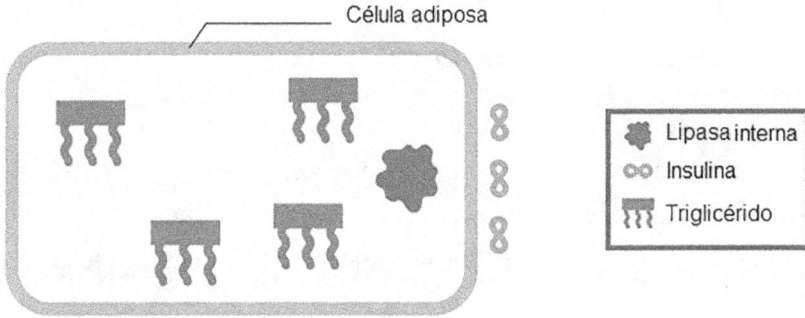

Célula adiposa

🔴	Lipasa interna
∞	Insulina
𝄞	Triglicérido

Normalmente, la presencia de insulina evita que la lipasa interna libere ácidos grasos de los triglicéridos.

Sin embargo, de acuerdo con la teoría de la resistencia a la insulina, esto sucede porque algo no funciona bien en este proceso. En la diabetes, cantidades grandes de ácidos grasos son liberados de los tejidos adiposos, aún con la presencia de la insulina. Esto supuestamente explica por qué las personas con diabetes tipo 2 tienen altos niveles de ácidos grasos en la sangre.

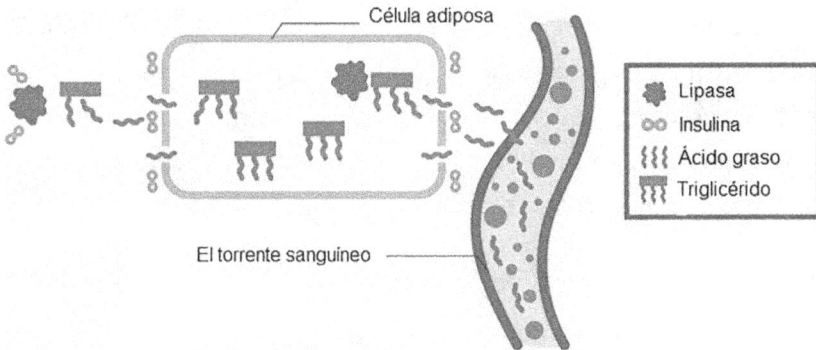

Célula adiposa

🔴	Lipasa
∞	Insulina
⌇⌇⌇	Ácido graso
𝄞	Triglicérido

El torrente sanguíneo

La teoría de la resistencia a la insulina sostiene que la insulina activa la lipasa externa (izquierda) para descomponer los triglicéridos en ácidos grasos para que pueden entrar a la célula adiposa. Pero la teoría también afirma que la lipasa interna es resistente a la insulina, por lo tanto, permite que los ácidos grasos salgan de las células adiposas y entren en el torrente sanguíneo, incluso cuando la insulina está presente.

¿En qué se equivoca la teoría de la resistencia a la insulina?

Francamente, en mucho. He examinado en profundidad la teoría de la resistencia a la insulina durante más de 20 años y es demostrablemente errónea. No se ha demostrado, tampoco, de manera científica el porqué se inicia la resistencia a la insulina o qué mecanismo biológico en una célula podría causar tal resistencia. Aquí hay algunos argumentos específicos por qué es ilógica la teoría de la resistencia a la insulina.

1. No es lógico que millones de personas en todo el mundo estén desarrollando resistencia a una hormona natural del cuerpo.

Como se mencionó, la incidencia de diabetes se está incrementando en todas las naciones del mundo donde los granos se están convirtiendo en una parte importante de la dieta. No tiene sentido que algunas personas, pero no todas, en estos países estén desarrollando en muy poco tiempo ser resistentes a una hormona natural del cuerpo que los ayude a utilizar la glucosa como combustible para obtener energía. La diabetes no es una enfermedad contagiosa y ninguna otra hormona se ve afectada en la medida que vemos entre el creciente número de personas que desarrollan diabetes.

2. No es lógico que sólo 3 tipos de células desarrollen resistencia.

Existen más de 200 tipos de células en el cuerpo, Se puede argumentar que cada una de las células debe desarrollar resistencia a la insulina al mismo tiempo. Pero la teoría no explica por qué esto no ocurre. Nadie ha propuesto una teoría que explique cómo otras células aparte de estas tres evitan el destino de volverse resistentes a la acción de la insulina.

3. La forma en que la resistencia de la insulina afecta a las células es inconsistente.

Yo señalé anteriormente que cuando los triglicéridos llegan a las células adiposas para ser almacenados, se descomponen en ácidos grasos de tal manera que puedan pasar a través de la membrana de las células adiposas, mientras que, dentro de las mismas, los ácidos grasos se vuelven a combinar en triglicéridos. Ambas acciones son activadas por una enzima llamada lipasa que reside fuera y dentro de las células adiposas. Pero hay un elemento ilógico de la teoría de la resistencia a la insulina: afirma que la resistencia a la insulina afecta la lipasa interna pero no la lipasa externa. Las dos enzimas son exactamente iguales, entonces, ¿Cómo podrían tener respuestas opuesta?

4. No hay pérdida de la capacidad del cuerpo para regular el calor.

Si las millones de células en el cuerpo fueran resistentes a la insulina y, por lo tanto, no obtuvieran glucosa para su producción de energía, especialmente en nuestro tejido muscular, esperaríamos que el cuerpo tenga muchas dificultades para regular su temperatura interna constante de 37 grados centígrados (98.6 grados Fahrenheit).

El cuerpo es como un horno doméstico que quema glucosa para producir calor. En condiciones normales, la temperatura interna del cuerpo humano en su parte más profunda permanece constante dentro de más o menos -17 grados centígrados (más o menos 1 grado Fahrenheit) las 24 horas del día. Incluso cuando la temperatura ambiental exterior varía de un mínimo de -48 grados centígrados bajo cero (55 grados Fahrenheit bajo cero) a un máximo de 54.4 grados centígrados (130 grados Fahrenheit), el cuerpo todavía mantiene esa misma temperatura interna casi constante, incluso si la temperatura de nuestra piel sube y baja con la temperatura ambiental.

Entonces la pregunta es: Si sus células, especialmente las células musculares, son resistentes a la insulina y no reciben glucosa para generar energía y calor para su cuerpo, ¿Cómo puede el cuerpo mantener esta temperatura interna? Es un hecho que no hay ninguna evidencia de que los diabéticos tengan problemas para mantener la temperatura corporal.

5. No hay pérdida de fuerza muscular en los diabéticos

De la misma manera que al argumento de la acumulación del calor en el cuerpo contra la teoría de la resistencia a la insulina, también debemos preguntarnos por qué el cuerpo no pierde fuerza muscular.

Si la resistencia a la insulina priva a los músculos de usar glucosa, ¿Por qué no vemos evidencia en los diabéticos que presenten un débil funcionamiento de los músculos, así como usted esperaría que un automóvil funcionara mal si la capacidad del motor para quemar gasolina estuviera fallando? Pero, en realidad, la diabetes no impide que la gente corra, salte, levante cajas pesadas, baile, esquíe o camine.

Los diabéticos tipo 2 a menudo son adultos mayores que están perdiendo masa muscular, pero no en tasas mayores que la población general de adultos mayores que no tienen diabetes. No hay evidencia de un debilitamiento progresivo de la potencia muscular o de un deterioro de la función muscular en individuos que ya tienen diabetes tipo 2 por décadas, incluso si requieren dosis cada vez mayores de medicamentos, incluida la insulina, para regular sus niveles de azúcar en la sangre. En resumen, parece poco probable que la resistencia a la insulina impida que los músculos obtengan energía, incluso si ésta no está facilitando la entrada de glucosa.

6. No hay ningún agente hallado que bloquee la insulina o alguna prueba de cambios celulares.

Ninguna investigación ha descubierto o demostrado un agente real que bloquee la unión de la insulina con el receptor de insulina en las células en el momento en que se diagnostica la diabetes tipo 2. Por el contrario, en muchas enfermedades, se ha encontrado a un agente como un anticuerpo bloqueando la utilización de moléculas en las células.

De manera similar, no hay pruebas de ningún tipo del cambio en las células que puedan inducir a que resistan la insulina repentinamente. Las investigaciones no han identificado ninguna diferencia en las células que supuestamente son resistentes a la insulina y aquellas que no lo son.

7. La diabetes a corto plazo en mujeres embarazadas es una prueba contundente contra la teoría de la resistencia a la insulina.

La diabetes mellitus gestacional (DMG) es una condición que afecta casi el 10% de los embarazos en los países occidentales. Por lo general, se diagnostica entre las semanas 12 y 16 del embarazo y, curiosamente, casi siempre desaparece en los días posteriores al parto.

¿Por qué algunas mujeres tienen DMG? En general, se cree que la causa es la misma que la diabetes tipo 2—Resistencia a la insulina. ¿Cómo sucede esto? Los científicos afirman que la placenta es responsable de desencadenar o empeorar significativamente la insensibilidad a la insulina en los tres tipos de células. En cuanto a la razón por qué ésta desaparece rápidamente después del parto, el argumento es que la eliminación de la placenta cambia las condiciones.

Pero, yo me pregunto ¿Es esto lógico? Dado que hombres y mujeres no embarazadas suelen tardar años en desarrollar un alto nivel de azúcar en la sangre y, finalmente, diabetes, ¿Cómo es posible que una mujer embarazada pueda desarrollar diabetes dentro en 12 a 16 semanas? Si cada célula es independiente en el cuerpo ¿Cómo se convierten de pronto miles de millones de células resistentes a la insulina dentro de este corto período de tiempo, y luego vuelven a ser sensibles a la insulina sólo días después del parto?

En segundo lugar, con más de 200 tipos de células en el cuerpo humano ¿Cómo y por qué los "mensajeros" de la placenta se enfocan en los mismos tres tipos de células (células musculares, hígado y grasa) como sucede en la diabetes tipo 2, para ordenarles que resistan a la insulina? ¿Cómo esos tres tipos de células descifran el mensaje para ser insensibles sólo a la insulina y no a otras hormonas en el cuerpo?

Y, por último, dado que el 40% de las madres que desarrollaron diabetes gestacional terminan desarrollando diabetes tipo 2 en los diez años posteriores al parto, esto sugiere que otros factores además de la presencia de la placenta son responsables del desarrollo de la DMG.

A algunos investigadores, médicos y especialistas en diabetes les resulta difícil dejar de lado una teoría en la que han estado basándose durante mucho tiempo, exija usted una prueba experimental de la ausencia de la resistencia a la insulina, en lugar de pedir la prueba que ellos tienen sobre la existencia la misma. El hecho es que incluso 80 años después de la aceptación generalizada de la teoría de la resistencia a la insulina, nadie ha explicado si el mecanismo es el mismo en los tres sitios del cuerpo que supuestamente lo tienen.

Además, la capacidad para medir el grado de resistencia no existe, aunque esto pueda llevar a la aplicación de una terapia específica enfocada en los sitios del cuerpo y al grado de resistencia. En la actualidad, los médicos recetan el mismo medicamento, la insulina, a la que se supone que el paciente es resistente, para obligar a los músculos a aceptar *más* glucosa y al hígado a liberarla *menos*, sin tener ninguna forma de poder medir la reducción de la resistencia a la insulina en ninguno de los sitios del cuerpo. Compare esta práctica ilógica con la práctica común de los médicos que interrumpen el uso de un antibiótico o un agente de la quimioterapia cuando un paciente desarrolla resistencia a él.

Algunos investigadores han tratado de proporcionar una explicación para el desarrollo de la resistencia a la insulina relacionándola con el consumo de alimentos que contienen jarabe de maíz alto en fructosa. Esto es igual que ignorar la presencia evidente de un elefante en una habitación— las enormes cantidades de moléculas de glucosa de carbohidratos a base de harinas de granos absorbidas por el mismo individuo. Todavía algunos hablan de la resistencia a la insulina causada por agentes ambientales que entran al cuerpo y / o desequilibrio en los organismos intestinales. Ellos todavía no pueden explicar cómo un nivel alto de azúcar en la sangre puede revertirse por la pérdida de peso de una diabética embarazada después del parto, o después de una cirugía de reducción del estómago en un diabético obeso.

La única conclusión lógica: La resistencia a la insulina es incorrecta

En conjunto, estos argumentos dejan grandes agujeros en la teoría de la resistencia a la insulina como la causa de la diabetes tipo 2. En la actualidad no hay absolutamente prueba alguna que la resistencia a la insulina explique con precisión por qué las células del cuerpo no ingieren glucosa de la misma manera que lo hacen normalmente.

Además, no tenemos información sobre el motivo o el mecanismo por el cual las células se vuelvan súbitamente resistentes a la insulina. Tampoco tenemos una prueba que nos permita medir el grado de resistencia a la insulina en ninguna de estas células, lo que podría facilitar el desarrollo de un tratamiento adecuado de la diabetes específicamente para el sitio del cuerpo y la severidad de la resistencia. Basado en los argumentos anteriores, es científicamente inaceptable afirmar que la diabetes tipo 2 es causada por la resistencia a la insulina.

¿Por qué la causa de la diabetes le importa a usted?

El debate en este CAPÍTULO para negar las dos teorías comunes como la causa de la diabetes es vital para usted. Esto no es puramente un ejercicio intelectual que compara tres teorías en competencia:

- Sus hábitos alimenticios o algún otro factor causan la disfunción de su páncreas para producir muy poca insulina.

- Sus genes o algún otro mecanismo hacen que tres tipos de células en su cuerpo se vuelvan resistentes a la insulina, o

- La causa del alto nivel de azúcar en la sangre y la diabetes, como he sugerido, es el consumo de granos.

Entender cuál de estas tres posibilidades es la VERDADERA causa de un alto nivel de azúcar en la sangre puede marcar la diferencia en cómo usted y su médico deciden ayudarlo a revertir su diabetes.

Por ejemplo, si cree en la causa genética, podría sentirse sin esperanzas si asume que ya tiene genes responsables de su diabetes tipo 2. Puede perder la esperanza de nunca revertirla, aceptando su diabetes como una enfermedad inevitable a largo plazo que llevará por el resto de su vida, requiriendo medicamentos y posiblemente inyecciones de insulina.

Pero déjeme corregir esta opinión. Nadie ha identificado genes específicos responsables de la diabetes tipo 2. Independientemente de los genes que tenga, usted los tuvo desde el primer día de su vida, sin embargo, la diabetes no apareció en su infancia.

O puede creer (y su médico puede decirle) que el aumento de peso hizo que sus células se vuelvan resistentes a la insulina. Sin embargo, como lo expuse anteriormente, el mecanismo para esto no ha sido explicado. Además, si el sobrepeso es el responsable por la causa de la resistencia a la insulina, ¿Por qué la diabetes ocurre en las personas delgadas? Asimismo, si algo más a parte del aumento de peso es responsable de la aparición de diabetes en personas delgadas, ¿Por qué no sucede desde el primer día de su vida, ya que ellas tenían los mismos genes entonces?

O si usted cree que sus hábitos de comida son responsables por la causa de la resistencia a la insulina, usted no podría saber con precisión qué está mal es su dieta, qué cambios en la elección de alimentos son necesarios y, lo más importante, cómo se puede lograr este cambio. También usted puede estar confundido porque la diabetes tipo 2 aparece con mayor frecuencia en la India, China y los Estados Unidos—países con comidas y hábitos alimenticios muy distintos. Algunos defensores de la teoría de la resistencia a la insulina culpan a los productos químicos como los pesticidas incorporados en la cadena alimenticia. Sin embargo, hasta que se establezca una causa y efecto definido, esto es sólo una especulación.

Finalmente, tal vez su actitud sea: "No importa cuál sea la causa, porque puedo vivir con esto tomando sólo una píldora", o, si su nivel de azúcar en la sangre se mantiene constantemente muy alto, podría pensar: "Me aplicaré inyecciones de insulina siempre que lo necesite. Y algún día, podrían tener aún mejores medicinas"

Ambas conclusiones son muy peligrosas. Créame, son una pendiente muy resbaladiza – porque es bien sabido que las personas que empiezan con bajas dosis de medicamentos terminan a menudo aumentando esa dosis, cambiando a una combinación de medicamentos diferente o, y finalmente inyectándose insulina. Quiero decirle que ésta no es la forma que usted quiere vivir, regulado por medicamentos y horarios de alimentación.

La profesión médica de hoy es propensa a tratar de resolver rápidamente todas las enfermedades y afecciones con tratamientos de medicamentos. Mientras tanto, la industria farmacéutica parece no tener problemas considerar todas las enfermedades como condiciones por las cuales pueden venderle medicamentos. Como médico MD, no soy reacio a los medicamentos, pero deberían usarse lo menos posible, y sólo cuando sea necesario.

De acuerdo con mi teoría sobre el consumo de granos como la causa de la diabetes, aprenderá que algunos cambios simples y fáciles de implementar en el estilo de vida pueden, literalmente, disminuir el azúcar en la sangre, independientemente de su peso corporal, y que la diabetes no es una enfermedad tan irreversible como se considera que es. Al comprender la causa real de esto, realmente usted puede revertirla. Déjeme darle una pista: el azúcar que aparece en su sangre tiene que entrar al cuerpo a través de su boca. Lo que usted come es lo que causa un alto nivel de azúcar en la sangre. Realmente no es ninguna sorpresa.

CAPÍTULO 3

La Teoría Más Lógica que Explica Por qué Usted Tiene Diabetes Tipo 2

SI LA TEORIA DEL PANCREAS disfuncional y la resistencia a la insulina no son precisas, entonces ¿Qué podría explicar por qué algunas personas desarrollan diabetes?

Creo que he descubierto la respuesta más lógica y más sólida biológicamente. Como se mencionó, esta nueva explicación revela el fuerte vínculo entre el consumo de granos, el alto nivel de azúcar en la sangre y la diabetes. Esta teoría explica el porqué los jóvenes cada vez a más temprana edad están desarrollando diabetes, el porqué las mujeres embarazadas pueden desarrollar diabetes gestacional y perderla rápidamente después de dar a luz, y el porqué las personas delgadas también pueden terminar teniendo diabetes. En general, mi explicación de la causa del alto nivel de azúcar en la sangre y la diabetes puede explicar muchas de las inconsistencias biológicas que ocurren si continuamos aceptando la teoría del páncreas disfuncional o la teoría de la resistencia a la insulina.

Explicar la verdadera razón por la que usted tiene un alto nivel de azúcar en la sangre y desarrolla diabetes -- y cómo los granos son causantes directos de estas afecciones -- requiere un poco de educación científica. Aunque es posible que usted no haya tenido una clase de biología en décadas, o simplemente no disfrute leer sobre ciencia, le animo a tratar la siguiente sección. Lo he conservado lo más simple posible, para que el promedio de personas no científicas puedan entenderlo. Cuanto más siga leyendo estas explicaciones, más convencido estará de que puede controlar su propia salud y revertir su diabetes.

La verdadera causa del alto nivel de azúcar en la sangre

El verdadero desencadenante de un alto nivel de azúcar en la sangre que conduce a la diabetes, tiene que ver con el consumo de granos y productos de harina de granos. Me estoy refiero al trigo, la avena, la cebada, el centeno, el maíz, el arroz y otros granos comunes. No es que estos granos desencadenen resistencia a la insulina en ninguna célula del cuerpo, o desgasten las células productoras de insulina en su páncreas para provocar el inicio de niveles altos de azúcar en la sangre. Sino es que el consumo continuo de granos y productos de harina de grano abruma al metabolismo normal del cuerpo relacionado con los alimentos ricos en carbohidratos y la glucosa.

Para explicar este proceso, enumeraré una secuencia de eventos que con el tiempo causan un alto nivel de azúcar en la sangre y diabetes.

Estos primeros cinco pasos explican lo que le suceden a los nutrientes absorbidos después de una comida

1. Primero, es importante entender que todo lo que usted come que contenga carbohidratos complejos - como pan, croissants, queques, panecillos dulces, arroz, masa de pizza, etc. - se descomponen en el intestino delgado, primero en maltosa, y luego en la forma más básica de carbohidratos, llamada glucosa. Los productos lácteos como la leche y el yogur tienen una forma de azúcar llamada lactosa, y esto también puede eventualmente convertirse en glucosa. Las frutas contienen un azúcar natural, sacarosa, que también se puede descomponer en glucosa. El resto de los alimentos que usted consume se descomponen en ácidos grasos, aminoácidos, colesterol, minerales, vitaminas y muchos otros micronutrientes que las células de su cuerpo necesitan para funcionar. Todos los nutrientes absorbidos entran en la circulación sanguínea general para un viaje hacia millones de células en todo su cuerpo. A medida que continúa la absorción de nutrientes en el torrente sanguíneo, todos los carbohidratos que finalmente se descomponen en glucosa hacen que su nivel de "azúcar en la sangre" aumente. Esto estimula al páncreas para que libere insulina que informa a las células la presencia de glucosa fuera de la membrana celular, lo que induce que las células absorban esa glucosa. Esta acción alimenta sus células, especialmente las células musculares que queman la glucosa para crear la energía que necesitan para funcionar.

2. La glucosa también llega a su hígado, que convierte parte de ésta en glucógeno y la mantiene almacenada. Entre comidas, cuando su cuerpo necesita más energía que la que ya hay en las células, el hígado descompone el glucógeno de nuevo a glucosa y lo envía en forma bastante regular en un esfuerzo por mantener un nivel constante de azúcar en la sangre. La insulina desempeña un papel en este proceso al evitar que el hígado descomponga el glucógeno cuando ya hay suficiente glucosa en el torrente sanguíneo.

3. Cualquier exceso de glucosa restante en su sangre se convierte en ácidos grasos por el hígado. El hígado utiliza estos ácidos grasos junto con otros ácidos grasos de los alimentos que consume, para fabricar triglicéridos. El hígado envía estos triglicéridos a las células grasas de su abdomen, muslos, glúteos y muchos otros lugares del cuerpo para su almacenamiento. Cuando su cuerpo necesita más combustible que la glucosa disponible, los triglicéridos se descomponen en ácidos grasos que ingresan en el torrente sanguíneo y se esparcen por todo el cuerpo hacia las células que los necesiten. *Esto se debe a que las células de su cuerpo son como un automóvil híbrido que puede quemar ya sea glucosa o ácidos grasos.* Este es un metabolismo normal del cuerpo (vea en el siguiente recuadro cómo las células musculares queman ambos la glucosa y los ácidos grasos)

LAS CÉLULAS DE LOS MÚSCULOS QUEMAN AMBOS GLUCOSA Y ÁCIDOS GRASOS PARA ENERGÍA

Las células musculares (que son los mayores consumidores de glucosa en el cuerpo) pueden producir energía de dos maneras.

El primer paso para convertir la glucosa en APT es el proceso llamado glucólisis. Esto sucede afuera de las mitocondrias de la célula y no se requiere oxígeno para este proceso. Las células musculares realizan esto durante los primeros 10 segundos de actividad.

El segundo ocurre quemando la glucosa o los ácidos grasos dentro de las mitocondrias, un proceso que sí requiere oxígeno. Cuando se necesita más energía durante los 10 segundos, las células de los músculos cambian a quemar ácidos grasos dentro de la mitocondria, porque cuando se trata de producción de energía, la glucosa es simplemente un "arrancador". Cuando su cuerpo tiene ácidos grasos en el torrente sanguíneo y una gran cantidad de triglicéridos almacenados en sus células adiposas. Este cambio a quemar ácidos grasos de manera constante es lo yo que creo que es la causa de la diabetes tipo 2, ya que deja la glucosa en la sangre, por lo tanto, un alto nivel de azúcar en la sangre.

Dado que los humanos están diseñados para almacenar sólo una pequeña cantidad (120 gramos) de glucosa en el hígado, esto sugiere que la naturaleza nunca intentó que los humanos usaran la glucosa como método principal para alimentar nuestras células musculares. Sin embargo, la glucosa se usa para la fabricación inicial de las células (porque cuando aún no existan mitocondrias, no es posible que la célula queme los ácidos grasos). La glucosa es también el principal combustible para las células nerviosas, incluidas las células cerebrales. Pero parece que la naturaleza pretende que los músculos humanos quemen ácidos grasos, no glucosa, para la mayoría de su producción de energía. De lo contrario, uno contaría con facilidades requeridas para un transporte más fácil de la glucosa, como aquellas que se encuentran en las células nerviosas, que también estén presentes en las fibras musculares, pero no lo están.

4. Cuando las personas consumen en exceso los granos en las comidas, producen grandes cantidades de glucosa más allá de lo que el cuerpo puede usar de manera inmediata. Especialmente si usted es inactivo, gran parte de la glucosa en el hígado se

convierte en triglicéridos y se envía a las células adiposas (células de grasa) para su almacenamiento. Como puede imaginar, el consumo excesivo y constante de granos lleva a sumar más y más cantidades almacenadas en sus células de adiposas, creando una subida de peso. El consumo excesivo de cualquier alimento también contribuye al aumento de peso, ya que el peso total de su cuerpo se compone de la combinación de sus huesos, órganos, tejidos, células de grasa y sangre. Pero en general, en el estilo de vida de hoy, los granos y los productos de harina de grano son los principales culpables del incremento de la grasa almacenada en su cuerpo, independientemente dónde usted viva.

5. Cada persona tiene una determinada asignación genética de células adiposas y células madre que pueden convertirse en células adiposas (células de grasa) en el cuerpo. Algunas personas tienen muy pocas células adiposas, mientras que otras tienen grandes cantidades de ellas, una función de su herencia genética directamente de sus padres, así como de su herencia étnica a largo plazo. De la misma manera que algunas personas son altas y otras son bajas, y dos hermanos nacidos de los mismos padres pueden llegar a tener diferentes estaturas, algunas personas son naturalmente delgadas, mientras que otras son voluminosas o gordas, incluso dentro de la misma familia. El consumo excesivo de alimentos, especialmente los granos, puede hacer que incluso las personas delgadas aumenten de peso, aunque es posible que no lo demuestren ante los ojos de los demás porque simplemente tienen menos células adiposas. Las diferentes tablas de peso que se utilizan para la clasificación pueden asegurar falsamente a las personas que su peso corporal es aceptable, incluso cuando las células adiposas que tienen asignadas se llenan al máximo con el exceso de grasa que queda en la sangre y los tejidos.

Los pasos siguientes explican cómo se produce un nivel alto de azúcar en la sangre que conlleva a la diabetes

6. Dado que las personas sólo tienen una cierta asignación de células adiposas, independientemente del tipo de cuerpo, ¿Qué sucede cuando esas células adiposas se llenan y no hay lugar para el exceso de glucosa que producen los granos que consumen en exceso? Aquí es precisamente donde el metabolismo normal de un cuerpo desencadena una reacción en cadena que conduce a un alto nivel de azúcar en la sangre. Comienza cuando el hígado envía triglicéridos a las células adiposas para su almacenamiento. Pero las moléculas de triglicéridos son demasiado grandes para entrar a través de las paredes de las células adiposas, por lo que una proteína llamada lipasa las descompone en ácidos grasos para que ingresen dentro de las células adiposas, allí se transforman en triglicéridos para su almacenamiento. Sin embargo, cuando sus células adiposas están llenas, esos ácidos grasos no pueden ingresar y permanecen en el torrente sanguíneo.

7. Es en este punto donde usted comienza a entrar en riesgo de tener un nivel alto de azúcar en la sangre. Cuando continúa comiendo en exceso o se vuelve menos activo, y llena sus células adiposas, termina causando que el torrente sanguíneo se llene de ácidos grasos porque no tienen ningún lugar dónde almacenarlas. Como se mencionó anteriormente, las células de su cuerpo pueden quemar la glucosa o los ácidos grasos para alimentar sus necesidades energéticas. Generalmente, la glucosa es utilizada primero, pero cuando los ácidos grasos estén disponibles, las células comenzarán a usarlos primero. ¿Por qué?

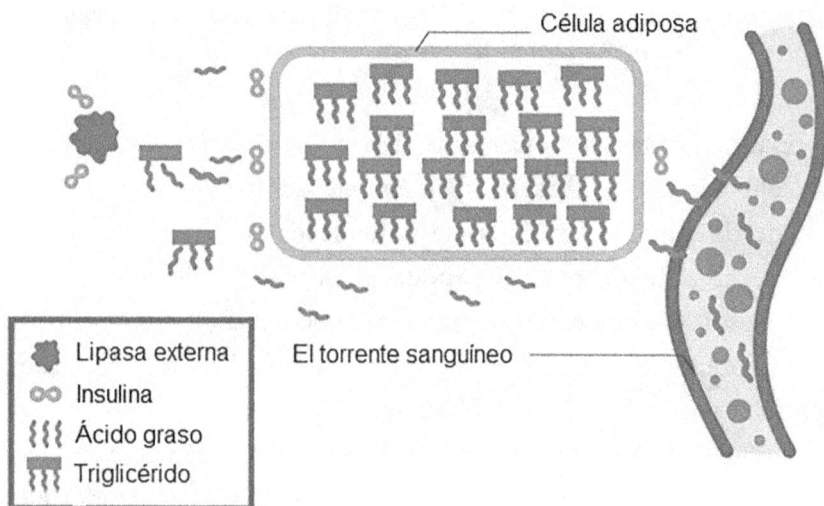

Mi teoría muestra cómo los ácidos grasos liberados por la lipasa externa que está afuera de la célula adiposa en presencia de la insulina, no son bienvenidos porque la célula ya está llena de triglicéridos. Estos ácidos grasos por lo tanto entran en el torrente sanguíneo

La razón principal es que los ácidos grasos están formados por las mismas moléculas que la membrana de las células. Esto significa que los ácidos grasos se deslizan directamente dentro de las células, mientras que la glucosa necesita ayuda de los transportadores que están dentro de las células y, a menudo, la presencia de insulina en el exterior para ingresar a la célula.

8. Cuando sus células adiposas se llenan, ocasiona el desborde de ácidos grasos en el torrente sanguíneo, usted creará las condiciones para que las células musculares comiencen a quemar ácidos grasos de manera regular. Lo que realmente sucede es que sus células musculares no son resistentes a la insulina en absoluto. Simplemente no necesitan glucosa porque tienen muchos ácidos grasos para quemar. Y como sus músculos, en promedio,

constituyen aproximadamente el 40% de la masa corporal, la actividad de los mismos representa gran parte del gasto energético del cuerpo. Por ejemplo, incluso en reposo, los músculos que soportan el esqueleto humano usan energía para mantener sus actividades metabólicas normales a una velocidad de tres veces mayor que la del tejido adiposo de un peso similar Esto significa que, en general, su cuerpo en su conjunto está quemando más ácidos grasos que glucosa para la producción de energía.

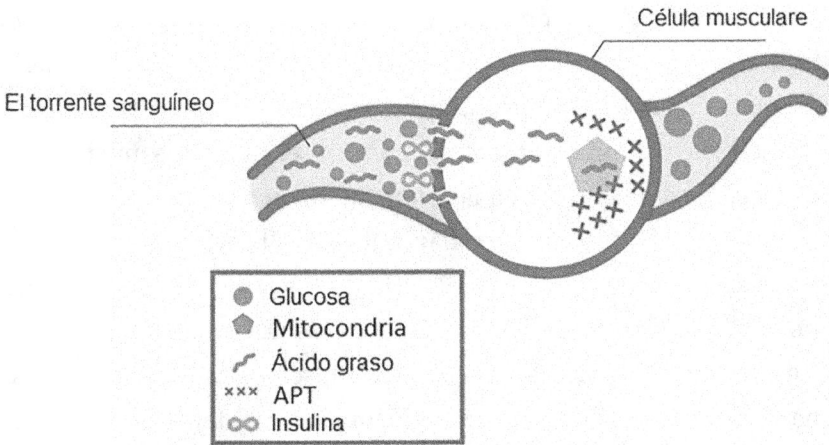

Las células musculares pueden quemar glucosa o ácidos grasos. La abundancia de ácidos grasos en la sangre hace que las células musculares comiencen a quemar ácidos grasos en lugar de glucosa. Una vez que las células musculares han cambiado a quemar ácidos grasos, ni siquiera la presencia de insulina puede forzar a la glucosa ingresar a las células ya que simplemente no la necesitan. Como resultado, la glucosa permanece en el torrente sanguíneo, causando un alto nivel de azúcar en la sangre.

El "cambio" a la quema de ácidos grasos

Los pasos que describí anteriormente explican con total amplitud por qué el consumo excesivo de granos causa incremento de peso y un alto nivel de azúcar en la sangre, lo que a menudo conduce a la diabetes. Yo llamo a mi teoría sobre la causa de la diabetes "el cambio a la quema de ácidos grasos" porque, como se mencionó, el nivel alto de azúcar en la sangre no se desencadena por la resistencia a la insulina, sino por las células adiposas llenan toda su capacidad y, además, grandes cantidades de ácidos grasos son liberados en el torrente sanguíneo. Lo que ocasiona que las células musculares pasen a quemar ácidos grasos en lugar de quemar glucosa. El resultado es que la glucosa permanece sin ser utilizada en el torrente sanguíneo, por lo tanto, un alto nivel de azúcar en la sangre.

Una prueba irrefutable de mi teoría es que las personas con alto nivel de azúcar en la sangre y diabetes no sólo tienen niveles altos de glucosa en la sangre, sino niveles altos de triglicéridos y ácidos grasos. De hecho, los niveles de triglicéridos y ácidos grasos en la sangre de las personas que comen en exceso podrían ser más altos mucho antes de que el nivel de glucosa en la sangre comience a ascender de forma constante en camino a desarrollar diabetes. [2] Incluso se sabe desde hace más de 30 años que la mayoría de los pacientes con diabetes tipo 2, tienen niveles elevados de ácidos grasos. En 1994, el *Journal of Clinical Investigation* informó que los músculos esqueléticos tenían una absorción y utilización de la glucosa inconsistente directamente proporcional a la elevación de la concentración de ácidos grasos en la sangre, incluso en presencia de insulina. Este hallazgo se interpretó que esto se debe a la resistencia a la insulina, en lugar como sugiere mi teoría, que el metabolismo normal del cuerpo, las células musculares queman principalmente ácidos grasos en lugar de glucosa cuando hay una gran cantidad de ácidos grasos en el torrente sanguíneo.

¿Es el cambio permanente?

Las células musculares no necesariamente hacen el cambio de quemar glucosa a quemar ácidos grasos de manera permanente. Queman todo lo que está disponible de inmediato, pero si su sangre contiene altos niveles de ácidos grasos que se deslizan a través de las membranas celulares sin dificultad, se convierten en el combustible más utilizado. De hecho, las células musculares pueden utilizar grandes cantidades de ácidos grasos para producir energía a diario, pero con la diabetes, utilizan ácidos grasos casi todo el tiempo, dejando la glucosa en el torrente sanguíneo.

Es importante tener en cuenta de esta explicación alternativa sobre la diabetes tipo 2 es que apunta a una causa natural lógica: Se almacena demasiada grasa en su cuerpo. Dado que sus células adiposas están llenas, no pueden aceptar más ácidos grasos, que luego circulan en el torrente sanguíneo y se convierten en el combustible de elección para sus músculos.

Esto sugiere que existe un antídoto natural para reducir el azúcar en la sangre y revertir la diabetes - ¡deje de consumir granos! Una dieta que evite los granos tanto como sea posible lo ayudará a vaciar sus células adiposas, lo que eventualmente puede ayudar a que sus células musculares retornen a quemar glucosa.

¿POR QUÉ EL CUERPO PERMITE QUE SUCEDA UN ALTO NIVEL DE AZÚCAR EN LA SANGRE?

Si se está preguntando por qué el cuerpo permite que ocurra este cambio a la quema de ácidos grasos, existe una buena razón relacionada con la auto conservación, como ocurre en muchos procesos metabólicos. En este caso, cuando el nivel de su glucosa en la sangre comienza a subir, el páncreas, según está programado, libera más insulina para mantener el nivel de glucosa dentro del rango óptimo para su cuerpo. La insulina logra esto al ordenar al hígado que convierta todo el exceso de glucosa en ácidos grasos y triglicéridos. El cuerpo espera poder almacenar este exceso en sus células adiposas.

Sin embargo, a medida que el nivel de azúcar en su sangre sigue subiendo debido a la falta de capacidad de almacenamiento, los centros de control en el cerebro deben decidir si continúan liberando más y más insulina para optimizar el nivel de glucosa en la sangre, o para tolerar un nivel más alto de glucosa en circulación para preservar la salud de su páncreas a largo plazo. Al final, el cerebro opta por un enfoque equilibrado. Permite el incremento del azúcar en la sangre, sabiendo que puede eliminar la glucosa al orinar una vez que el nivel supera los 180 mg / dl. Esto ayuda a preservar la vida funcional de las células pancreáticas a cargo de la secreción de insulina.

Comience a controlar las cantidades de triglicéridos en la sangre

Si aún no le han diagnosticado diabetes, pídale a su médico que comience a controlar sus niveles de triglicéridos en la sangre. Si está comiendo en exceso y sus células adiposas se están llenando, los triglicéridos que su hígado produce a partir de los carbohidratos y la grasa de los alimentos que usted consume no se pueden almacenar. Los triglicéridos, al no ser solubles con el agua, no pueden ser excretados en su orina y, por lo tanto, permanecen en su cuerpo. Esto ocasiona un aumento de triglicéridos a largo tiempo que indica que puede estar usted en riesgo de diabetes.

Idealmente, la cantidad de sus triglicéridos debe permanecer por debajo de 150 mg / dl si desea mantenerse por debajo del nivel de riesgo de un alto nivel de azúcar en la sangre. Pídale a su médico que revise el recuento de triglicéridos en la sangre durante los últimos años de análisis de sangre y continúe haciéndolo en el futuro. Si detecta un patrón en aumento, deje de comer granos para bajar de peso lo antes posible. Esto evitará que ocurra el cambio de usar glucosa a ácidos grasos como combustible.

CAPÍTULO 4

Sólo la "Teoría de la Quema de Ácidos Grasos" Puede Explicar la Inconsistencia de la Resistencia a la Insulina

LA CIENCIA MÉDICA durante mucho tiempo no se pudo explicar muchas inconsistencias y conclusiones ilógicas sobre la diabetes tipo 2 cuando usaban la teoría de la resistencia a la insulina como su causa. Mi teoría alternativa, la "teoría de la quema de ácidos grasos", resuelve muchos de estos.

Considere lo siguiente:

1. ¿Por qué no todas las personas obesas desarrollan diabetes?

¿Por qué no todas las personas obesas desarrollan diabetes tipo 2 si el sobrepeso es supuestamente un factor causante de la resistencia a la insulina? El hecho de que sólo algunas personas obesas desarrollen diabetes tipo 2 sugiere que se necesita alguna otra explicación científica. La teoría de la quema de ácidos grasos es la respuesta con más credibilidad.

Anteriormente dije que sus genes desempeñan un papel importante en la capacidad de su cuerpo para almacenar grasa y, por lo tanto, en la determinación de cuándo podría volverse pre diabético o diabético. Algunas personas heredan células adiposas con una mayor capacidad para almacenar grasa. Estas células tardan más en llenarse de grasa. Otras personas pueden tener una gran cantidad de células madre que pueden convertirse en células adiposas adultas de acuerdo con la demanda. La capacidad de estas células adiposas para absorber grandes cantidades de ácidos grasos explica por qué incluso algunas personas muy obesas pueden mantener niveles normales de glucosa en la sangre. Debido a que sus células adiposas pueden almacenar más grasa y su cuerpo continúa quemando glucosa como combustible en lugar de cambiar a quemar ácidos grasos.

2. ¿Por qué las personas delgadas y las personas con poca grasa en el cuerpo tienen diabetes tipo 2?

También podemos igualmente preguntarnos ¿Por qué las personas delgadas pueden desarrollar diabetes tipo 2, si la resistencia a la insulina está relacionada por ser activada cuando la persona tiene sobrepeso? Entonces, ¿Por qué una persona que sólo tiene un poco de grasa corporal se convierte en diabética tipo 2?

La respuesta es que algunas personas pueden nacer con células adiposas de pequeña capacidad. En comparación con personas con una estructura corporal grande y muchas células adiposas, las células adiposas de una persona delgada pueden llenarse rápidamente, iniciando el cambio a quemar ácidos grasos que causa que las células musculares evitan la glucosa favoreciendo a la quema de ácidos grasos que están circulando libremente en el torrente sanguíneo. Y las personas que tienen antepasados de contextura delgada pueden haber heredado menos células madre de grasa. A medida que aumentan de peso, la tasa de conversión de células madre a células adiposas puede no ocurrir lo suficientemente rápido como para mantenerse al día con la cantidad de grasa que se está formando.

También es posible que algunas personas no hayan recibido una nutrición adecuada en el útero debido a la ingestión limitada de alimentos por parte de la madre durante el embarazo y, como resultado, tengan un número insignificante de células madres que fueron programadas para convertirse en células madre de grasa. Esto puede predisponerlos a desarrollar diabetes cuando tienen acceso a una gran cantidad de alimentos, incluso cuando las tablas de peso consideran que la persona es delgada.

3. ¿Por qué algunas mujeres desarrollan diabetes durante el embarazo?

La diabetes durante el embarazo, llamada diabetes gestacional, ha dejado perplejo a la ciencia médica, ya que suele ocurrir en mujeres que no tienen antecedentes de diabetes, antecedentes familiares de diabetes ni problemas de peso u otros factores de riesgo. Estas mujeres desarrollan repentinamente diabetes durante su embarazo, generalmente después de sólo 10 a 12 semanas de gestación. Pero poco después del parto, a menudo en unos días, el azúcar en su sangre vuelve a la normalidad. ¿Cómo puede ser esto?

Los especialistas en enfermedades hormonales a menudo les dicen a los obstetras que la resistencia a la insulina "temporal" causa diabetes gestacional. Sin ninguna prueba, los obstetras tienen la creencia de que la placenta libera hormonas del embarazo y agentes que causan resistencia a la insulina en los mismos tres tipos de células que la diabetes tipo 2: células grasas, fibras musculares y células hepáticas. Esto significa que la diabetes gestacional es efectivamente lo mismo que la diabetes tipo 2, pero aparece y desaparece en poco tiempo.

Usar la teoría de la resistencia a la insulina para explicar la diabetes gestacional requiere un enorme salto biológico de fe: que miles de millones de células en el cuerpo pueden desarrollar resistencia a la insulina muy rápidamente... y luego, con la misma rapidez, en casi un abrir y cerrar de ojos ya no son resistentes a la insulina. Esto parece altamente inverosímil e improbable. Y si es verdad, ¿Por qué la mayoría de las mujeres embarazadas no lo desarrollan?

Una mejor explicación para la diabetes gestacional es que en algunas mujeres, dependiendo de la constitución de su cuerpo y de su ascendencia, la acumulación de grasa por el consumo de comidas ocurre más rápido que la cantidad de células adiposas puedan ser permitidas. Esto lleva al cambio del quemado a ácidos grasos, dejando la glucosa en la sangre. Una vez que la mujer da a luz y deja de comer tanto, pierde peso, los ácidos grasos se almacenan en las células adiposas y su cuerpo vuelve a quemar glucosa. Esto tiene mucho más sentido que la teoría de la resistencia a la insulina, dado que la mayoría de las mujeres embarazadas (aunque no todas) consumen alimentos en exceso de su ingesta normal y pueden saturar temporalmente su número genéticamente determinado de células adiposas.

Además, podría haber un desencadenante hormonal aquí. La hormona cortisol se libera durante el embarazo, lo que promueve la liberación de ácidos grasos de las células adiposas, además de mejorar el uso de los ácidos grasos y estimular la producción de glucosa en el hígado. El resultado es, por supuesto, altos niveles de azúcar en la sangre. Esta explicación para la diabetes gestacional ayuda a explicar por qué parece ocurrir al azar, a menudo en mujeres que nunca han tenido un alto nivel de azúcar en la sangre o un historial de diabetes.

4. ¿Por qué algunos niños menores de 18 años desarrollan diabetes tipo 2?

Sin ninguna evidencia de apoyo, pero resaltando sólo los síntomas de niveles altos de glucosa e insulina en la sangre, a menudo se afirma que algunos niños menores de 18 años están desarrollando resistencia a la insulina que conduce a la diabetes tipo 2. No hay una explicación de por qué la resistencia a la insulina se desarrollaría a una edad tan temprana o por qué los tres órganos involucrados son los mismos que en la diabetes tipo 2 que sucede en adultos.

La creciente incidencia de diabetes tipo 2 observada en jóvenes menores de 18 años se puede entender mejor con mi teoría de la quema de ácidos grasos. En nuestra infancia y adolescencia, el cuerpo está tratando de expandir el suministro de células adiposas. Se está instruyendo a las células madre para que se conviertan en células adiposas. Muchos niños se vuelven obesos entre los 9 y los 15 años. Si la demanda de un mayor almacenamiento no se satisface de manera oportuna, el exceso de grasa y ácidos grasos permanecerán en el torrente sanguíneo. Los músculos comenzarán a quemar ácidos grasos para obtener energía, mientras que las cantidades excesivas de glucosa elevarán el azúcar en la sangre, lo que llevará al desarrollo de diabetes tipo 2 en niños y adolescentes.

5. ¿Por qué los medicamentos con estatinas que reducen el colesterol tienden a causar diabetes?

Las estatinas son una clase de medicamentos que a menudo se usan para reducir el colesterol. El uso de estatinas se ha asociado con un mayor riesgo de diabetes tipo 2, especialmente en mujeres posmenopáusicas, como se ha reportado después del análisis de los resultados entre las mujeres que participan en *The Women's Health Initiative*. [3] Pero, ¿Cómo están conectados los dos metabolismos: colesterol y glucosa? — La teoría de la quema de ácidos grasos explica la conexión.

Primero, las estatinas producen su primer efecto inhibiendo la fabricación de moléculas de colesterol a partir de ácidos grasos en el hígado. Esto significa que los ácidos grasos que se podrían haber usado para la fabricación de colesterol, deben ser asignados por el cuerpo para otros menesteres. Una forma es que el hígado utiliza estos ácidos grasos para producir triglicéridos, que se transportan a las células de grasa donde se almacenan. Esto no es un problema para las personas cuyas células adiposas tienen capacidad de almacenamiento.

Sin embargo, para las personas cuyas células adiposas ya están saturadas, terminan con un exceso de ácidos grasos provenientes de los triglicéridos que no tienen dónde ir. Y, por supuesto, esto activa el cambio de la quema de ácidos grasos donde los músculos cambian a quemar ácidos grasos en lugar de quemar glucosa para obtener combustible.

6. ¿Cómo exactamente los genes causan diabetes tipo 2?

Se cree que la diabetes es genética porque la resistencia a la insulina se transmite de una generación a la siguiente. Pero una vez más, no hay ninguna prueba de esto. No se ha identificado el supuesto mecanismo que vincula la obesidad genética y la resistencia a la insulina en las células. No se han encontrado genes defectuosos que vinculen a los dos juntos. Además, no hay ninguna explicación de por qué las personas delgadas desarrollan diabetes tipo 2. Si no son obesos, ¿Por qué desarrollarían resistencia a la insulina ya que no experimentaron aumento de peso? Y si la explicación tiene algo que ver con el ser de contextura delgada, ¿Por qué no desarrollaron resistencia a la insulina a una edad más temprana?

Mi teoría de la quema de ácidos grasos proporciona una mejor explicación del porqué la diabetes es genética. No tiene nada que ver con la resistencia a la insulina, sino con la forma en que su herencia genética determina su capacidad para almacenar grasa y la rapidez con la que se saturan las células adiposas. Es posible que sus genes le hayan dado células adiposas grandes que se llenan lentamente, evitando o retrasando la diabetes para siempre o al menos durante décadas. O es posible que sus genes le hayan dotado con muy pocas células adiposas, por lo que se llenan rápidamente, lo que hace que sus músculos cambien a la quema de ácidos grasos de la sangre en lugar de a la glucosa. Por lo tanto, sus genes dictan, sin que usted lo sepa, cuándo y también sí usted podría desarrollar un alto nivel de azúcar en la sangre.

EL PAPEL DE LOS GENES EN LA DIABETES TIPO 2

Un gen se puede definir como un paquete de instrucciones para fabricar productos funcionales necesarios dentro de una célula en el cuerpo. Esta visión del rol de los genes nos ayuda a comprender mejor quién contrae diabetes y quién no en una familia. Aunque todos los humanos tienen genes similares, los genes que están activos dentro de cada célula son diferentes de una persona a otra.

Considere dos hermanos en una familia donde uno de los padres es corpulento y diabético y el otro delgado y no diabético. Cada padre contribuye con la mitad del cada par de genes en cada célula del cuerpo de los hijos. ¿Qué gen de cada pareja se activa? esto depende de muchos factores durante el desarrollo del feto.

En un hermano, por ejemplo, los genes heredados de un padre corpulento podrían producir más células adiposas y / o células adiposas más grandes capaces de almacenar más grasa. Este hermano podría tener una mayor capacidad para almacenar grasa y volverse más pesado que otro hermano. Los niveles de glucosa y ácidos grasos en la sangre pueden parecer normales porque se almacenan en las células adiposas. Este hermano nunca podría desarrollar diabetes tipo 2.

Sin embargo, la hermana, a pesar de ser considerada delgada en una tabla de peso estandarizada, podría desarrollar diabetes tipo 2 porque tiene genes que producen una capacidad limitada de almacenamiento de grasa. Esta hermana podría llenar todas sus células de grasa cuando llegue a los 35 o 40 años, provocando el cambio de quemar glucosa a quemar ácidos grasos en las células musculares.

Desde esta perspectiva, podemos concluir lógicamente que los genes heredados desempeñan un papel determinante en quién desarrolla diabetes tipo 2. Pero la diferencia en mi teoría y en la teoría estándar de la diabetes es que la genética no causa la resistencia a la insulina. La diabetes tipo 2 es la capacidad del cuerpo para almacenar grasa, siendo esta capacidad determinada genéticamente. Cuán rápido y cuán temprano en la vida de una persona se usa la capacidad máxima de almacenamiento de grasa varían según la persona.

Otro factor de la genética que podría desempeñar un papel como causa directa de la diabetes es nuestra actitud y comportamiento en relación con la alimentación. Sabemos que nuestros genes desempeñan un papel en la determinación de nuestra capacidad para enfrentar el estrés y las dificultades emocionales. Las personas que se vuelven diabéticas pueden tener una predisposición genética a estresarse fácilmente. Por tendencia genética y cómo fueron educados de niños, pueden tender a lidiar con el estrés comiendo, incluso cuando no tienen hambre. Nuestras reacciones al estrés y nuestros hábitos alimenticios son a menudo una función de nuestra personalidad, que está influenciada por nuestros genes. Estaremos tratando el tema del estrés y cambios de sus hábitos alimenticios más adelante en el libro.

Otro factor que considerar es el efecto del medio ambiente sobre la activación de los genes. Un ejemplo de esta interacción entre el medio ambiente y los genes es la creciente incidencia de la diabetes tipo 2 en países como India y China, donde las generaciones han sido de menor estatura, en promedio, en comparación con las de Occidente, posiblemente debido a su disponibilidad limitada de comida. Esto significa una capacidad de almacenamiento de grasa potencialmente menor. Mientras tanto, el aumento reciente de la disponibilidad y la facilidad de conseguir los alimentos en general, en particular los alimentos a base de harinas de granos hacen posible que más y más personas llenen sus reservas de grasa a una edad cada vez más temprana, lo que lleva al desarrollo de la diabetes. Para que la capacidad genética con mayor almacenamiento de grasa se generalice en estos países, pude tomar pocas generaciones que coman con exceso.

Tenga en cuenta que los genes sólo confieren el potencial para que algo suceda, similar a la capacidad de un motor en un automóvil para ir a varias velocidades. ¿A qué velocidad viaja el automóvil? el conductor es quién decide. En otras palabras, la rapidez con la que uno llena la capacidad de almacenamiento de grasa depende de cada individuo y del entorno en el que vive. Por lo tanto, incluso si la diabetes aparece en varios miembros de una familia, no es necesario que esté basada en la herencia genética, sino en factores como el consumo de alimentos a base de harinas de granos varias veces al día.

7. ¿Por qué la diabetes tipo 2 a veces desaparece después de perder peso?

Mi explicación alternativa tiene mucho más sentido que atribuirla a la desaparición repentina de la resistencia a la insulina causada por la pérdida de peso. Cuando usted pierde peso, es evidente que sus células adiposas se deshacen de sus reservas de triglicéridos. Las células adiposas vacías ahora pueden aceptar nuevos triglicéridos producidos por el hígado a partir de la glucosa y ácidos grasos absorbidos después de una comida. Los músculos pueden volver a usar la glucosa con más frecuencia para obtener energía porque hay menos ácidos grasos circulando en la sangre, ya que se almacenan dentro de las células adiposas. El azúcar en la sangre se puede mantener dentro de un rango normal.

CAPITULO 5

¿Por qué los Medicamentos para la Diabetes Parecen Funcionar si la Resistencia a la Insulina No es la Causa?

EL OBJETIVO PRINCIPAL de cualquier programa de gestión médica es curar una dolencia. Para lograr una cura, uno necesita saber la causa. Sin embargo, cuando se trata de la diabetes tipo 2, la causa y el mecanismo de la resistencia a la insulina son desconocidos.

Por esta razón, las compañías farmacéuticas han tenido que adoptar muchas formas de desarrollar medicamentos para "controlar" el azúcar en la sangre. Las compañías farmacéuticas realizan años de pruebas, pero la aprobación gubernamental de los medicamentos para la venta no significa que los químicos y los científicos realmente entiendan cómo un medicamento específico afecta a un órgano. Por ejemplo, en el caso de la resistencia a la insulina en las células, todavía no hay una prueba específica que pruebe cómo se produce esa resistencia y cómo se supone que los medicamentos la están corrigiendo.

Además, la palabra "control" que se usa para la diabetes sólo significa mantener el azúcar en la sangre más cerca del rango normal. Desde mi punto de vista, controlar el azúcar en la sangre a través de medicamentos es de un valor cuestionable, ya que resta importancia a la evaluación a largo plazo del manejo de diabetes.[4] En la fiebre, el medidor común de una infección en el cuerpo, por ejemplo. Podemos determinar la eficacia de un medicamento como la aspirina o el paracetamol midiendo los cambios de fiebre de un paciente. Una persona que tomó la aspirina para bajar la fiebre de 39 C grados (102 grados Fahrenheit) a sólo 37 C grados (98.6 grados Fahrenheit) está mejorando, pero no significa que la infección esté bajo control. El medicamento trata sólo el síntoma, pero no la causa de la infección.

Por la misma razón, muchos medicamentos para la diabetes pueden disminuir el azúcar en la sangre, pero no hacen nada para tratar la supuesta resistencia a la insulina. La falta de conocimiento preciso sobre qué es la resistencia a la insulina explica por qué ningún medicamento para la diabetes ha podido revertir la causa no probada de la resistencia a la insulina.

La falta de lógica de algunos medicamentos

También hay una explicación muy ilógica para ciertos medicamentos. Piénselo de esta manera: como norma, si una persona con una infección bacteriana se vuelve resistente a un antibiótico, el médico debe cambiar y usar un antibiótico diferente para tratar una infección. De manera similar, si un paciente con cáncer se vuelve resistente a un agente de quimioterapia, el médico cambia el medicamento. Sin embargo, los expertos en diabetes continúan recetando medicamentos que causan la liberación de más insulina del propio páncreas o prescriben inyecciones de insulina en el cuerpo para tratar de "superar" la resistencia a la insulina en un paciente con diabetes tipo 2.

Entonces, pregúntese: si las células son resistentes a la insulina, ¿Por qué inundarlas con más? ¿No es eso ilógico? ¿Cómo pueden ser sensibles a más insulina si son resistentes a la insulina?

El hecho de que algunos medicamentos reduzcan el azúcar en la sangre no apoya específicamente la teoría de la resistencia a la insulina. Cuando un paciente toma un medicamento de este tipo y experimenta un nivel más bajo de azúcar en la sangre, no hay garantía de que las moléculas de glucosa ingresen a las células que han sido resistentes a la insulina. Sin evidencia, los expertos en diabetes afirman que el azúcar se metabolizó, pero no están realmente aclarando cómo se utilizó la glucosa o qué células absorbieron las moléculas de glucosa. De hecho, es posible que otras células del cuerpo que fueron sensibles a la insulina en todo este tiempo hayan absorbido más glucosa. Si es así, ¿Cómo ayuda eso al paciente?

Finalmente, existe un grave peligro con los medicamentos que ponen el páncreas en situaciones de trabajo excesivo. Como todos los órganos, el páncreas tiene una capacidad operativa y de vida limitadas y aunque puede durar lo que dura una vida humana, obligarlo a trabajar a un volumen mayor del normal puede causar más daño que beneficio. Podría llevar a un agotamiento temprano de las células pancreáticas que producen y secretan insulina. Además, permitir que los pacientes controlen la dosis de sus medicamentos a menudo los alienta a continuar con el mismo estilo de vida de comer los alimentos equivocados y comer en exceso los granos, pensando que su diabetes está "bajo control" cuando, de hecho, sólo están trasladando glucosa en el torrente sanguíneo, pero no fuera del cuerpo. Cuando la glucosa permanece en el cuerpo, desencadena las complicaciones de diabetes.

En resumen, en la diabetes tipo 2, las células nunca fueron resistentes a la insulina; Las células no necesitaban glucosa en ese momento, pero los medicamentos los obligan a tomar glucosa.

Otros tipos de medicamentos para la diabetes

Muchos otros medicamentos para la diabetes funcionan de una manera diferente para reducir el azúcar en la sangre, aunque nuevamente, ninguno de ellos resuelve la causa de la supuesta resistencia a la insulina.

Medicamentos que aumentan la sensibilidad a la insulina —Se supone que algunos medicamentos para la diabetes facilitan la entrada de glucosa en las células del cuerpo al aumentar su "sensibilidad a la insulina" o, expresado de otra manera, al disminuir la "resistencia a la insulina" de los órganos. Sin embargo, incluso las compañías farmacéuticas que fabrican estos medicamentos no han identificado los mecanismos por los cuales se logra esta hazaña.

En mi opinión, hay preguntas serias sobre los medicamentos que aumentan la sensibilidad a la insulina. ¿Es bueno aumentar la sensibilidad a la insulina en los tres tipos de células responsables de la diabetes: músculo, hígado y células de grasa? Si las células musculares se vuelven más sensibles a la insulina, ¿Podrán absorber más glucosa? Y si una persona no hace ejercicio y quema esa glucosa, ¿Qué sucede con toda la glucosa en las células musculares? Si el hígado se vuelve más sensible a la insulina, debería producir más triglicéridos utilizando la glucosa, pero ¿Dónde se almacenarán esos triglicéridos? Y ¿Es beneficioso transformar la glucosa, que es soluble en agua y se puede dejar en el cuerpo y en la orina, en triglicéridos que no son solubles en agua y pueden adherirse a las paredes arteriales y potencialmente obstruir el flujo sanguíneo de la persona? Si las células adiposas (células de grasa) se vuelven más sensibles a la insulina, ¿No almacenarán más grasa? ¿Pueden ellas almacenar cantidades ilimitadas?

Medicamentos que crean nuevas células adiposas para almacenar el exceso de glucosa —Una clase de medicamentos reduce el azúcar en la sangre al inducir la formación más rápida de nuevas células adiposas para crear un área de almacenamiento más grande. Estos medicamentos no proporcionan apoyo directo para la teoría de la resistencia a la insulina, ya que no tienen nada que ver con alterar la producción de insulina o mejorar la sensibilidad a la insulina. De hecho, este enfoque farmacológico para el tratamiento de la diabetes apoya mi teoría de la quema de ácidos grasos porque los fármacos funcionan al aumentar el almacenamiento de ácidos grasos, lo que permite que las células vuelvan a quemar la glucosa.

Pero se ha comprobado que tales medicamentos funcionan sólo temporalmente, porque eventualmente las células adiposas recién formadas del paciente también saturan toda su capacidad, especialmente si la persona continúa consumiendo en exceso los granos. Una vez que esto sucede, se ha demostrado que estos medicamentos dejan de ser eficaces para reducir los niveles de azúcar en la sangre.

Medicamentos que previenen la digestión de carbohidratos en el intestino, evitan la liberación de glucosa del hígado o aceleran la eliminación de la glucosa a través de la orina —Estos medicamentos no niegan la teoría de la quema de ácidos grasos ni apoyan la teoría de la resistencia a la insulina. Estos tipos de medicamentos tienen muchos efectos secundarios preocupantes, como la indigestión o el aumento de la excreción de agua a través del riñón, lo que puede llevar a la deshidratación. Sería más saludable para un pre diabético o diabético comer menos carbohidratos y producir menos glucosa que correr el riesgo de tener esos efectos secundarios.

Inyecciones de insulina

Los médicos generalmente tratan a las personas que han sido diagnosticadas con diabetes desarrollada por un largo período de tiempo y cuyos niveles de azúcar en la sangre permanecen muy altos enseñándoles que se apliquen inyecciones de insulina. En algunos casos, tales pacientes ya tienen niveles bajos de insulina natural después de años de tomar otros medicamentos que han agotado la capacidad del páncreas para producir insulina. En algunos países, los médicos recetan inmediatamente inyecciones de insulina, incluso si los pacientes fueron diagnosticados recientemente, quizás debido a la conveniencia de administrar una dosis precisa para lograr un nivel deseado de azúcar en la sangre. Además, los pacientes se sienten facultados para poder decidir la dosis de insulina según la cantidad de carbohidratos que consumen en una comida.

Para la mayoría de las personas con diabetes, especialmente aquellas con un estilo de vida con muchas ocupaciones, dosis medidas de insulina se colocan directamente en el cuerpo mediante un dispositivo o una bomba y resulta mucho más convenientes y fácil que hacer los cambios en sus hábitos alimenticios. Las compañías farmacéuticas fomentan esta forma, comercializando preparados de insulina que son de larga duración, de modo que sólo se necesita una inyección para todo el día. Lo que falta en esta forma de pensamiento, en mi opinión, es el conocimiento de otras actividades biológicas de la insulina que pueden conducir a resultados no deseados.

Como expliqué anteriormente, uno de estos efectos, es el papel que juega la insulina para hacer que el cáncer ocurra en las células. Se ha establecido que a medida que aumenta la incidencia de diabetes tipo 2 en todo el mundo, también lo es la del cáncer. Los estudios epidemiológicos muestran que los cánceres de hígado y páncreas tienen una fuerte relación con la diabetes, tal vez porque ambos órganos juegan un papel central en la regulación del azúcar en la sangre, lo que los hace susceptibles a la presencia de insulina, que, liberada internamente o inyectada en el cuerpo, actúa como promotor del crecimiento de las células. El problema es que la insulina también puede acelerar la multiplicación de células cancerosas que aparecen al azar en el cuerpo de una persona con diabetes. Efectivamente, cuanto más insulina se pone usted en su cuerpo, más riesgo corre para crear las condiciones para el cáncer. Mientras tanto, los altos niveles de glucosa en circulación también contribuyen a esto porque las células cancerosas utilizan la glucosa como su combustible principal para producir energía para su crecimiento, multiplicación y migración a otras zonas del cuerpo.

¿Por qué es mejor evitar los medicamentos para la diabetes?

Si usted aún no está tomando medicamentos para el alto nivel de azúcar en la sangre, su mejor opción es leer el resto de este libro y comenzar a implementar los 8 pasos que le estaré enseñando. Y esto comienza por cambiar sus hábitos alimenticios eliminando los granos. Esta es la primera clave para permanecer fuera de los medicamentos para la diabetes.

Créame, es vital que evite los medicamentos para la diabetes porque tomarlos puede llevar a la formación de más grasa - y eventualmente a un aumento de peso - porque una mayor producción de insulina inducida por medicamentos hace que el hígado convierta más glucosa en triglicéridos en el esfuerzo por mantener el azúcar en su sangre en el control. Entonces, en efecto, tomar medicamentos le hace más daño y no resuelve nada realmente.

Si ya está tomando un medicamento que supuestamente le ayuda con la resistencia a la insulina, también deseará comenzar a decrecer su uso hasta detenerlo mediante la implementación de los consejos en este libro. Al alterar su dieta para eliminar los granos, podrá disminuir el azúcar en la sangre y consultar con su médico para reducir a cero el uso de medicamentos para la diabetes.

La razón por la que le sugiero que evite los medicamentos para controlar el azúcar en la sangre es, nuevamente, porque simplemente están dirigidos al problema equivocado. No se ha demostrado que ningún medicamento evite que su cuerpo se vuelva resistente a la insulina, esto, desde mi punto de vista es una prueba de que la ciencia todavía tiene que identificar el mecanismo por el cual se produce esta resistencia, esta situación debería poner en duda en nosotros incluso de su existencia.

Además, muchos medicamentos crean efectos secundarios inmediatos como indeseables, incluso a niveles de dosis bajas. Los médicos a menudo recetan otros medicamentos para lidiar con esos efectos secundarios, por lo que usted termina en una pendiente en la que va a necesitar más y más medicamentos.

Finalmente, el uso de medicamentos para superar el alto nivel de azúcar en la sangre no garantiza que las complicaciones de la diabetes no se desarrollen. Muchos pacientes diabéticos pasan décadas tomando medicamentos o inyectándose insulina, sin embargo, aún sucumben con la aterosclerosis, lo que lleva a un ataque cardíaco, un accidente cerebrovascular y la amputación de miembros; neuropatía diabética; pérdida de la vista; insuficiencia renal y la necesidad de diálisis; impotencia en los hombres y hasta el coma diabético.

LA POLÍTICA DE PRESENTAR QUE LA DIABETES TIPO 2 COMO UNA ENFERMEDAD

El método habitual para validar cualquier teoría científica es a través de la lógica, el mecanismo y la medición para establecer una prueba del concepto. Desafortunadamente, incluso después de 80 años de aceptación de la resistencia a la insulina, nadie conoce la lógica de por qué sólo 3 tipos de células de más de 200 tipos se vuelven resistentes a la insulina, o el mecanismo de esa resistencia en relación con las actividades metabólicas que difieren en cada sitio del cuerpo estudiada. Tampoco tenemos una prueba para medir el grado de resistencia en ninguno de los sitios afectados del cuerpo.

Sin embargo, el concepto de resistencia a la insulina ha generado una enorme cantidad de artículos de investigación, uno tras otro, que simplemente se tratan de documentos que sirven de base para establecer su credibilidad. El gran volumen de estos artículos ha forzado la aceptación de la comunidad médica en general, quienes luego lo presentan como una teoría validada para el público en general.

Muchos de los trabajos de investigación fueron posibles gracias a la financiación de compañías con un gran interés, especialmente las compañías farmacéuticas que están dispuestas a mantener viva la teoría de la resistencia a la insulina porque se están beneficiando enormemente con la venta de medicamentos que se supone mejoran la sensibilidad a la insulina o la liberación de la insulina pancreática; suministrando a los pacientes inyecciones de insulina de diferente poder y duración del efecto; y haciendo más convenientes los métodos de administración de insulina. Esto crea la ilusión de que el paciente de hecho está controlando su condición sólo al mantener los niveles de azúcar en la sangre dentro de los límites aceptables. Estas compañías ganan miles de millones de dólares en sus medicamentos y no están dispuestas a financiar investigaciones que desafíen la teoría de la resistencia a la insulina. Otras empresas, también, se benefician con la producción y venta de medidores y tiras reactivas para medir en casa la glucosa de la sangre.

La diabetes también ha generado muchas organizaciones poderosas y bien financiadas que promulgan la explicación de la resistencia a la insulina en la diabetes—y sólo esta teoría. Organizan reuniones, producen folletos, distribuyen revistas, apoyan a publicar libros, crean materiales audiovisuales, publican pautas de tratamientos, proporcionan educadores certificados para que los pacientes entiendan la complejidad de su condición y acepten la permanencia de la misma, e instruyen a los familiares y amigos para asegurarse que los pacientes acepten esta única explicación. Estas organizaciones sirven al público de muchas maneras, pero ¿Lo hacen de manera responsable si no están considerando otras explicaciones o cuestionando los objetivos del tratamiento basados principalmente en mejoras en los valores de análisis de laboratorio de un paciente? Con el tiempo, tales organizaciones se interesan más en proteger su territorio que en buscar mejores resultados para los pacientes.

Me resisto a discutir la política de la diabetes de una manera tan cínica, pero debemos comenzar a reconocer que las grandes corporaciones están influyendo en nuestras decisiones de atención médica porque quieren preservar sus ganancias. Es previsible que el argumento de la resistencia a la insulina y el manejo de la diabetes tipo 2 basada en ese concepto van a continuar en el futuro a menos que se exponga como una teoría no científica.

Gestión médica a través del miedo

La verdadera tragedia de usar medicamentos para controlar la diabetes tipo 2 es que genera temor. Por lo general, a los pacientes se les da la terrible noticia de que tienen una condición "irreversible e incurable" llamada resistencia a la insulina, y que la diabetes tipo 2 es una "enfermedad progresiva". El mensaje se presenta como si estuviera claramente entendido por expertos que, en realidad, no se pueden comprobar científicamente.

Algunas personas con diabetes grave también temen el problema que corona el final, la hipoglucemia— cuando el nivel de azúcar en la sangre baja demasiado y causa muchos síntomas graves. Este temor a menudo los obliga a comer incluso cuando no tienen hambre, o a comer más de lo que necesitan porque su médico les dijo que lo hicieran.

Muchos médicos usan el miedo para alentar a los pacientes diabéticos a que revisen su nivel de glucosa en la sangre diariamente en casa. Su idea es que cuanto más exactamente conozca su nivel de azúcar en la sangre, mejor podrá controlarlo. Sin embargo, no hay estudios que demuestren que el control regular de los niveles de azúcar en la sangre permita un mejor mantenimiento a largo plazo de los niveles de azúcar en la sangre, una menor incidencia de hipoglucemia o menos complicaciones de la diabetes tipo 2.

Me opongo a la mayoría de los medicamentos para controlar el azúcar en la sangre en prediabéticos y en personas en la etapa temprana de la diabetes tipo 2 sin otras complicaciones. Mi opinión es que el tratamiento médico para la diabetes tipo 2 debe basarse en lograr los resultados beneficiosos más significativos. Esto incluye la reducción del riesgo de tener problemas relacionados con el corazón, los ojos, los riñones y otros órganos, sin ninguna supuesta evidencia de que sus valores de azúcar en la sangre han disminuido. Muchas personas que toman medicamentos para la diabetes para bajar el azúcar en la sangre todavía terminan con pérdida de visión, amputaciones, enfermedades renales u otras complicaciones graves.

Al final, esto significa que, si está buscando tratar la diabetes, como una condición reversible, es importante eliminar los granos y los productos de harina de grano de su dieta. Esta acción reduce el exceso de glucosa que su cuerpo tiene que almacenar en forma de triglicéridos. Una vez que sus células de grasa están saturadas, el cuerpo está programado para quemar ácidos grasos en lugar de glucosa para producir energía, dejando la glucosa en la sangre que conduce a la diabetes tipo 2. Evitar los granos y los productos de harina de grano, por otro lado, reduce la acumulación de ácidos grasos que fluyen en el torrente sanguíneo, por lo que su cuerpo puede volver al patrón normal de la quema de glucosa en sus células musculares. De este modo, pondrá fin al cambio de quemado de ácidos grasos, reduciendo el nivel de glucosa en la sangre.

UNA ADVERTENCIA PARA LOS QUE SE APLICAN INYECCIONES DE INSULINAS

Para los diabéticos tipo 1, la insulina es un salvavidas.
En las personas con diabetes tipo 1, el objetivo de la administración de insulina es muy claro, así como los beneficios, como son, la mejora de la calidad de vida y prolongación de la misma y son completamente entendidos y documentados.

Pero para la diabetes tipo 2, la insulina es un problema.
La insulina le causa hambre.
Cuando se reduce el nivel de glucosa en la sangre como resultado de la administración de insulina, uno de los síntomas que se experimentan es la sensación de hambre. Si le piden que pierda peso como parte de su estrategia de tratamiento de la diabetes, ¿Cómo puede ser útil la administración de un agente que le dé hambre?

Los errores al usar la insulina pueden ser mortales
Hay muchas dificultades prácticas para determinar la dosis y el momento de la administración de insulina para un con-

trol preciso del azúcar en la sangre. Por ejemplo, las preparaciones de insulina difieren en la duración del efecto, y la cantidad de carbohidratos que puede tener una unidad de insulina varía hasta en casi tres veces entre diferentes personas. Es imposible igualar el mecanismo de liberación rítmica natural de la insulina en el cuerpo con cualquier metodología disponible en la actualidad para la administración de insulina, ya que no se puede contrarrestarse con la liberación natural de glucagón desde el páncreas que ordena al hígado que libere más glucosa cuando sea necesario. La presencia de estrés y enfermedad es otro factor de confusión al determinar la dosis correcta. La variabilidad de la absorción de insulina en el torrente sanguíneo desde el lugar de inyección es otro factor.

Por lo tanto, si su dosis de insulina administrada resulta incorrecta, o si no consume la cantidad esperada de alimentos después de tomar la dosis normal, podría experimentar una hipoglucemia grave. Si esto sucede, cuando está bajo la influencia del alcohol o los medicamentos para dormir, los centros vitales de control en el cerebro pueden dejar de funcionar debido a la falta de disponibilidad de glucosa, y es posible que nunca se despierte del sueño.

Tomar insulina para la resistencia a la insulina es ilógico
Es una práctica médica común no administrar un antibiótico si una persona con infección se le encuentra que es resistente al mismo. También es común retener un agente quimioterapéutico a un paciente resistente a él. Sin embargo, cuando se trata de la diabetes tipo 2, los endocrinólogos recomiendan administrar insulina a una persona supuestamente resistente a la insulina, en un intento de "superar" la

resistencia ¿Cómo se concibe esto? Nunca se ha aclarado. Además, no hay pruebas para medir el grado de resistencia a la insulina en ninguna de las áreas afectadas, antes y después de la administración de insulina.

Administrarse insulina no es una garantía contra las consecuencias de la diabetes
Incluso cuando usted controla con diligencia la dosis de insulina y mantiene el azúcar de su sangre dentro de los niveles deseados, no hay garantía de que no sufra las mismas complicaciones que las personas con diabetes tipo 2 con azúcar en la sangre mal controlada. Las estadísticas no muestran que las inyecciones de insulina eviten que las personas sufran daños en las células nerviosas, que les cause ceguera, insuficiencia renal, arterosclerosis y coma diabético.

La insulina promueve el cáncer
La insulina es un promotor conocido del crecimiento celular que incluye el crecimiento de células cancerosas. La presencia de insulina inyectada en el cuerpo o liberada en respuesta a otro agente administrado, puede promover el crecimiento de células cancerosas en el cuerpo.

Inyectarse insulina le hace creer que tiene el control (Pero no está en control)
Los expertos en diabetes y las compañías farmacéuticas equiparan y anuncian el control del azúcar en la sangre como un tratamiento exitoso para la diabetes. Pero esta publicidad orientada a los beneficios, a menudo, incentiva a los diabéticos a creer que no necesitan hacer cambios

en la dieta para perder peso o disminuir el azúcar en la sangre evitando el consumo de granos. Es posible que también le guste la conveniencia de las inyecciones de acción prolongada y piense que puede controlar su diabetes de esa manera, pero aun así corre el riesgo de tener consecuencias de la diabetes y cáncer.

PRECAUCIÓN

Si decide seguir las recomendaciones de este libro para evitar todos los granos y carbohidratos a base de harina de granos de su dieta, asegúrese de reducir la dosis de insulina, especialmente la dosis de la noche, para evitar que los niveles de azúcar en la sangre bajen demasiado durante el sueño. Para obtener más información sobre cómo cambiar sus medicamentos a medida que modifica su dieta, consulte el apéndice 2.

PARTE 2

LA CURA REAL

LA CURA REAL—8 Pasos para
Revertir la Diabetes en 8 Semanas

PASO 1

Elimine los Granos de su Dieta

USTED HA APRENDIDO que la resistencia a la insulina no es la causa del alto nivel de azúcar en la sangre y la diabetes, por lo que debemos centrar nuestra atención en cómo usted puede revertir estas condiciones. Sabe que el verdadero culpable de causar un alto nivel de azúcar en la sangre es el consumo de granos y productos de harina hechas de granos. Pero esos alimentos ya están en su dieta a menudo en cada comida. Comienza con el cereal, la tostada, el pan, el pan dulce o la harina de avena que come en el desayuno, luego el sándwich que come en el almuerzo, luego una cena abundante casi siempre con una porción de arroz o maíz, posiblemente una salsa que contiene harina, y un pedazo de pan al lado, y luego finaliza con un pastel o un dulce hecho con harina.

Si esto o algo similar describe su dieta, está consumiendo una cantidad excesiva de carbohidratos a base de harinas de granos que se convierten en más glucosa de la que su cuerpo puede usar o almacenar de inmediato. Agregue a eso la pizza, los panes dulces, las galletas y otros alimentos hechos con harina que consume cada semana, no es de extrañar, entonces, que la diabetes se esté propagando a niveles alarmantes en los Estados Unidos y en muchas naciones del mundo.

Como muestra la siguiente figura, los granos se descomponen en cientos de miles de moléculas de glucosa.

Harina (almidón)

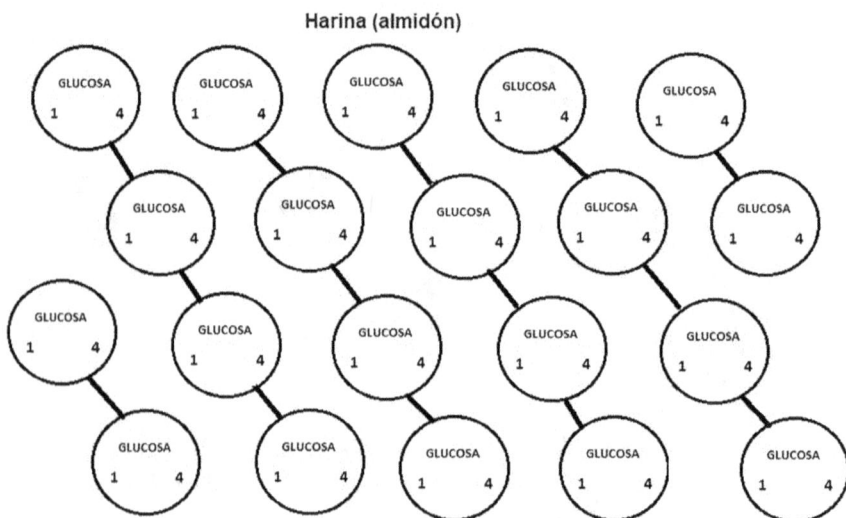

El almidón está hecho de moléculas de glucosa unidas entre sí de formas complejas. Cada molécula de harina (almidón) que consume puede contener hasta 200,000 moléculas de glucosa, bien compactas.

Déjeme resumirle para usted la toda ciencia con esta recomendación y darle la llave en el cambio de su dieta para revertir su diabetes:

Deje de comer granos lo más que le sea posible
Reduzca el consumo de granos a casi cero

Evite el trigo, la avena, el centeno, el maíz, el arroz y otros granos. No se deje persuadir por los mensajes publicitarios que ofrecen "sin colesterol", "sin gluten", "fortificado con vitaminas y minerales", "grano entero" o "multigrano" y "no contiene jarabe de maíz de alto contenido de fructosa" porque estas descripciones no varían el resultado final que es ingerir estos productos. Son alimentos que van a elevar el nivel del azúcar en su sangre.

Cuando le digo esto a la gente, su primera reacción generalmente se centra en el temor que tienen de dejar de consumirlos. "Voy a tener hambre si no como pan, pasta o arroz". Hay quienes dicen: "No tendré nada de energía sin el pan y otros carbohidratos". Otra reacción común es: "¿Cómo es posible que pueda vivir sin la facilidad del pan para hacer sándwiches?" Preguntas como éstas podría estar haciéndose a usted mismo en este momento, preocupado de que esté entrando a una nueva vida sin alimentos a base de granos que es casi inimaginable para usted.

Estos miedos hacen que las personas se resistan a cambiar. Pero si usted está dispuesto a escuchar, aprender y considerar un cambio en su estilo de vida, ciertamente puede disminuir el azúcar de su sangre y revertir su diabetes. Probablemente también perderá peso, se sentirá más saludable y tendrá más energía. Así que, ¿Por qué no intentarlo?

A partir de este momento, comience a disminuir el consumo de granos. Redúzcalos en su dieta día a día, hasta llegar a casi nada. Consumir cantidades muy pequeñas de granos y productos de harina de grano, como un plato pequeño de avena o una rebanada de pan, algunos días es aceptable, pero lo óptimo es llegar hasta el abandono del hábito de comer cereales y granolas a base de granos, queques, croissants, pastas dulces, postres, sándwiches en el desayuno y otros alimentos hechos de harina de grano. En su lugar, use preparaciones de alimentos hechos de verduras frescas, frutas, nueces, frutos secos, huevos, productos lácteos y carne. Para los almuerzos, evite los sándwiches con pan (vea el recuadro **¿Puede usted vivir sin sándwiches?**) y en su lugar, elija ensaladas, envolturas hechas de lechuga o hechas con productos que no sean de grano. Ordene un plato de pescado fresco con verduras, una hamburguesa sin pan o verduras y una pasta a base de humus. En la cena, deje de consumir arroz, maíz, pastas y pan. En lugar de eso, cocine lentejas o frijoles, agregue especias para darles sabor a su plato, además de una ensalada o verdura fresca. Hay miles de recetas disponibles para acompañamientos con legumbres como las lentejas y los frijoles, así como recetas de verduras cocidas y ensaladas frescas.

En resumen, es totalmente posible transformar su dieta para evitar los granos y los alimentos a base de harina de granos y aún así disfrutar cocinar y comer varios tipos de alimentos.

El miedo de tener hambre sin los granos

Tener hambre puede ser más intenso que cualquier otro sentimiento o deseo humano. Nos impulsa a formar patrones de comportamiento que, a menudo nos llevan a ingerir alimentos que nos hacen sentir felices al comerlos en exceso hasta sentirnos incómodamente llenos. La razón por la que los productos de grano le dan la sensación de plenitud es que absorben agua y se hinchan en su estómago, no porque proporcionen nutrición para detener el hambre. Muchas personas necesitan tener un estómago muy lleno para sentir que tuvieron una comida satisfactoria.

Algunas personas sostienen que, durante cientos de años, las personas han consumido arroz y panes planos hechos con arroz, trigo o harina de maíz sin tener un alto nivel de azúcar en la sangre o diabetes. Entonces, ¿Qué cambió? Déjame explicar.

Hace decenas de miles de años, los humanos consumían pan plano (sin levadura) hecho con almidón extraído de las raíces de las plantas. El cultivo de arroz y trigo comenzó hace unos 10.000 años. Sólo en los últimos 100 años se ha incrementado la producción de granos gracias al uso de mejores semillas, fertilizantes sintéticos, pesticidas, agricultura industrializada, uso eficiente del agua y subsidios gubernamentales del sector agropecuario. Los métodos modernos de los molinos y refinamiento de los granos dieron como resultado harinas de grano con características físicas variadas que hacen posible que los cocineros y amas de casa hayan creado una gran cantidad de panes y otros platos.

Por lo tanto, no es sorprendente que el pan preparado a partir de masa hecha con harina y agua sea uno de los alimentos más comunes que se consumen con casi todas las comidas, o como bocado, o que se use como ingrediente en otras preparaciones alimenticias. Los programas de asistencia alimentaria han facilitado que la mayoría de las personas, incluso en los países en desarrollo, tengan acceso a granos y productos de harina de granos. Además, a muchas personas se les hace creer que, si comen productos de "grano entero" o "multigranos", están comiendo de manera saludable. El hecho es que, aunque los granos integrales y los productos de harina de grano pueden contener salvado de granos con vitamina B, en su mayoría están hechos de moléculas de glucosa.

Durante las últimas décadas, la cantidad de granos y alimentos que se consumen a base de harina de granos es mucho más de lo que puede utilizarse para obtener energía entre comidas o que se pueda almacenar en las células adiposas del cuerpo.

La cura es evitar los granos. Puede ingerir una comida prácticamente sin pan, maíz, arroz u otros granos. Mi sugerencia es volver a la forma en que las personas comían hace unos 100 años, antes de que los granos cultivados se convirtieran en un elemento básico de nuestra dieta. Por ejemplo, antes de que comenzara el cultivo de granos a gran escala, los humanos satisfacían sus necesidades de energía y nutrientes con frutas, raíces, frutos secos, nueces, guisantes, lentejas, garbanzos y otras verduras, productos lácteos, huevos, pescado y otros artículos del mar, hongos y carnes de animales grandes y pequeños, sin depender mucho de los productos a base de granos como los que consumimos hoy en día.

¿PUEDE USTED VIVIR SIN SÁNDWICHES?

Si sigue este consejo, aprenderá rápidamente que sí, la vida puede continuar sin sándwiches. Si evita la mayoría de los granos que se utilizan para servirlos o con que se presentan los sándwiches, disminuirá sus posibilidades de desarrollar un alto nivel de azúcar en la sangre y eventualmente convertirse en diabético.

Reconozco que puede que le resulte difícil hacerlo al principio. Probablemente haya crecido comiendo sándwiches de todo tipo, y le gusta que sean parte frecuente de su dieta. Los sándwiches son formas convenientes de combinar carnes, verduras y condimentos de una forma práctica y deliciosa. Son asequibles y fáciles de hacer o comprar, para llevarlos con usted y para consumirlos en su escritorio, en el automóvil o mientras viaja. Están presentes a la hora del almuerzo y con compañeros de trabajo, en el parque o en una pequeña sandwichería, es la forma más sencilla de comer y conversar. Sé muy bien cómo cualquier tipo de comida pueden llegar a estar tan arraigado en su mente que parece inimaginable abandonarlo.

Pero permítame pedirle que sea honesto con usted mismo: ¿Preferiría seguir consumiendo sándwiches hechos con panes a base de granos por conveniencia y terminar teniendo diabetes de por vida, o preferiría ver formas creativas de disfrutar la comida sin la necesidad del pan del sándwich de manera que pueda usted. revertir su diabetes y sentirse saludable?

Espero que usted elija la última opción. La vida con niveles altos de azúcar en la sangre, los medicamentos y el sufrimiento de las complicaciones de la diabetes por décadas a medida que envejecemos no valen la pena por la sola conveniencia de comer sándwiches.

Hay muchos productos naturales que se pueden usar como "base" o "plataforma" para las verduras y la carne. Personas de muchas culturas diferentes han usado durante mucho tiempo lechuga, col e incluso hojas de uva para servir los alimentos. Panes y galletas hechas con harina de lentejas o garbanzos ahora son disponibles. Estas legumbres escapan de ser digeridos en el intestino delgado como sucede en las personas sanas y brindan el beneficio de añadir fibra a su dieta. Muchos establecimientos de comida rápida de hoy permiten que usted compre alimentos envueltos en lechuga, sin pan. El pan de las bases de las pizzas hechas de coliflor u otras verduras sin absolutamente ningún ingrediente de trigo u otros granos, son algunas opciones en vez del pan. También usted puede transformar los ingredientes de un sándwich normal en una ensalada.

Comience hoy: intente una semana sin sándwich. Si tiene miedo de experimentar la "abstinencia de sándwich", encontrará que dentro de poco tiempo no deseará comer tantos sándwiches como consumía anteriormente. Se mirará en el espejo y se verá a sí mismo perdiendo kilos (libras), sintiéndose más saludable y con más energía. Y, lo mejor de todo, verá que su nivel de azúcar en la sangre bajará a medida que comience a revertir su diabetes.

El miedo de sentirse cansado si no se comen granos

Muchas personas se preocupan de no tener la energía necesaria para las tareas diarias si no comen a plenitud en una comida. Lo primero que se debe recordar es que cada libra de grasa almacenada en su cuerpo representa 3500 calorías, mucho más de lo que normalmente usaría en un día. En otras palabras, las necesidades energéticas de su cuerpo generalmente se satisfacen con muy poca comida, mucho menos de lo que probablemente consume cada día.

A menos que sea un atleta que está en actividad todo el día, o que su trabajo le exija mucha actividad física y requiera utilizar mucha energía en un corto período de tiempo, usted puede sobrevivir y sentirse bien con sólo dos o tres comidas modestas por día o, si lo prefiere, múltiples comidas más pequeñas. No es necesario consumir alimentos a base de granos para sentirse con energía.

El consumo de granos y alimentos a base de harina de granos hace que la mayoría de las personas aumenten de peso agregando libras de grasa producidas a partir de la glucosa no utilizada que debe almacenarse en las células adiposas. El peso extra permanente, que generalmente se agrega a un ritmo de una o dos libras por año, es lo que te hace sentir cansado. Además, el consumo excesivo de granos y alimentos a base de harina de granos hace que usted se sienta cansado inmediatamente después de haber comido porque el cuerpo responde liberando una cantidad grande de insulina para eliminar el exceso de glucosa en la sangre.

En el desayuno, considerado por algunos como la comida más importante del día. ¿Cuántos carbohidratos necesita ingerir en el desayuno para recargar su energía después de dormir, sin un aumento indebido de azúcar en la sangre e insulina? Dado que el hígado puede almacenar sólo 120 gramos de glucosa como glucógeno (la forma de almacenamiento de carbohidratos complejos que se liberan en la sangre cuando desciende el nivel de azúcar en la sangre) la cantidad de carbohidratos debe coincidir con lo que se ha agotado durante la noche (o a cualquier hora del día) que usted duerme.

Un estimado aproximado se puede establecer si se asume una liberación constante de glucosa del hígado cada hora. Como 120 gramos de glucosa representan 24 cucharaditas de azúcar (hay 5 gramos de azúcar por cucharadita), el ayuno en la noche durante 12 horas requerirá sólo la mitad de la capacidad del hígado (12 cucharaditas de carbohidratos complejos) para reponer sus reservas.

Esto es sólo un estimado, pero su cerebro conoce la necesidad que se presenta y le ayudará a controlar mejor la cantidad, según cómo se alimente. Por ejemplo, si come lentamente una fruta fresca, su cerebro sabe la cantidad de carbohidratos consumidos en base al registro del azúcar de la fruta por sus papilas gustativas que registran el sabor dulce. Puede también comer algo de carne o huevos, si así lo desea, para proporcionar al cuerpo de otros nutrientes que se necesiten.

Usted verá que incluso después de evitar los granos y los productos de harina de granos, tendrá energía para realizar las actividades diarias sin sentirse cansado y al mismo tiempo mantener el nivel del azúcar en su sangre dentro de los límites normales.

¿Está bien comer cualquier tipo de granos?

A menudo, las personas que no quieren renunciar a los alimentos a base de granos pero que están dispuestos a cambiar su hábito alimenticio se preguntan qué tipo de grano es mejor para su consumo. Esto es similar a la pregunta formulada por un adicto al alcohol si el alcohol de la cerveza es mejor que el del vino o las bebidas alcohólicas destiladas. Como usted puede imaginar, la naturaleza química del alcohol es la misma, ya sea que lo consuma en cualquiera de las tres formas mencionadas. Sin embargo, el porcentaje puede variar de 5% en cerveza, 10–15% en vino, y 40-55% en los destilados o también llamadas bebidas espirituosas.

La molécula de glucosa es similar, independientemente del grano del que proviene. Sin embargo, por cada porción de 100 gramos (aproximadamente 7 cucharadas), el contenido de carbohidratos puede variar desde 80% en arroz blanco hasta 71% en trigo. Otros alimentos populares que las personas consumen porque no los consideran como granos también pueden tener un alto contenido de carbohidratos por cada 100 gramos, como el trigo integral (71%) y la quinua (64%).

Entonces, la verdadera pregunta es ¿Cuánto va a comer? Como puede ver, 100 gramos de arroz, trigo o incluso quinua proporcionan una cantidad significativa de carbohidratos que se absorberán como glucosa en el cuerpo. Si usted recuerda que 4 gramos = 1 cucharadita de azúcar (glucosa), considere estos ejemplos:

- 100 gramos de arroz al 80% de carbohidratos = 80 gramos de carbohidratos = 20 cucharaditas de azúcar

- 100 gramos de quinua al 64% de carbohidratos = 64 gramos de carbohidratos = 16 cucharaditas de azúcar

Hacer estos cálculos matemáticos puede resultar muy confuso si trata de saber el porcentaje real de carbohidratos en una porción de granos o pseudo granos como la quinua y el trigo integral. Resulta mucho más simple e incluso poder errar de la forma más saludable si sólo recuerda esta simple proporción que he redondeado para mayor facilidad:

5 gramos de cualquier grano = 1 cucharadita de azúcar = 5 gramos de glucosa almacenada

Dado que el hígado sólo puede recibir 120 gramos de glucosa almacenada como glucógeno (24 cucharaditas) a la vez, cualquier comida que tenga más de un promedio de 120 gramos de carbohidratos producirá un exceso de glucosa que su cuerpo no puede utilizar de inmediato y debe almacenarse como grasa. (Esto incluso supone que el hígado ha agotado todas sus reservas de glucógeno, lo que generalmente no es el caso). Si no se utiliza en algún momento, este exceso de glucosa eventualmente llenará sus células adiposas y causará

84

el cambio a la quema de ácidos grasos, dejándolo con niveles altos de azúcar en la sangre y diabetes.

Vea el Apéndice 1 para obtener más información sobre cómo los granos se comparan con las frutas y verduras como la fuente de carbohidratos. Esto le ayudará a comprender por qué comer verduras y frutas frescas, acompañados con pescado, carne y productos lácteos cuanto desee, le ayudará a disminuir el azúcar en la sangre y revertir la diabetes.

Reconéctese con su Peso Auténtico

LOS PRÓXIMOS 7 PASOS tienen como objetivo comenzar a realizar otros cambios necesarios en su dieta y hábitos alimenticios para normalizar el azúcar en la sangre, revertir la diabetes y mantener estos cambios de comportamiento para tener buena salud y una vida larga.

Reconectando con su peso auténtico

Si usted desea comprometerse a largo plazo con una nueva dieta y hábitos alimenticios, El proceso comienza con la reconexión con su peso "auténtico". Creo que cada persona tiene acceso un método inteligente para determinar si está cargando demasiada grasa en su cuerpo, lo que establece el escenario para el cambio de la glucosa a los ácidos grasos como el combustible que van a quemar sus músculos. A este método yo lo llamo "sintiendo su peso auténtico".

Cada vez que le digo a la gente sobre este concepto, casi todos saben exactamente de qué estoy hablando. Es intuitivo e inmediato, y asumo que usted lo entendió tan pronto como lo leyó, de la misma forma como usted automáticamente sabe cuando la gente habla de "justicia" o "igualdad" o "moralidad" sin que tengan que definirlo. Todos tenemos un sentido de nuestro peso auténtico porque nuestro cerebro nos dice lo que debería ser.

Tal vez nunca haya pensado en su peso auténtico antes, pero una vez que comience a reflexionar sobre él y, siendo honesto consigo mismo, va a desarrollar una idea clara de cómo debería ser. Ser consciente de su peso auténtico le conecta con la forma que su cerebro le indica que se está excediendo del peso que es adecuado para usted. Cuando está en sintonía con su peso auténtico y sube unos kilos (libras) demás, lo va a percibir inmediatamente porque va a comenzar a sentirse incómodo primero. Va a sentir su estómago hinchado, sus músculos adoloridos o pueda que se sienta lento y cansado con más frecuencia. Cuando excede de su peso auténtico, generalmente le surgirán pensamientos como: "Caramba, me estoy poniendo pesado. Tal vez necesito perder uno kilos (libras)".

Desafortunadamente, la mayoría de las personas tienden a darse cuenta del aumento de peso sólo cuando exceden su peso auténtico por unos pocos kilos (algunas libras). Lo atribuyen al estrés, al envejecimiento, a los días ocupados en el trabajo, a las obligaciones familiares, a la falta de tiempo para hacer ejercicio, al descubrimiento de un nuevo alimento que les encanta comer, o simplemente porque otras personas a su alrededor también están subiendo de peso. Tal razonamiento se vuelve cada vez más convincente con el tiempo porque su cerebro tiende a creer las ideas que usted repite. De hecho, muchas personas incluso comen excesivamente un día, creyendo que al día siguiente lo compensarán comiendo menos. Pero nunca lo hacen. Poco a poco, aumentan de peso, por el ciclo continuo de comer en exceso, la forma cómo razonan, y renunciando al compromiso de comer menos al día siguiente.

Su peso corporal auténtico es una medida de la masa total de todos los componentes de su cuerpo, incluidos los huesos, músculos, órganos, sangre, grasa y agua. El papel de cada uno de estos componentes para contribuir al peso de cada persona es diferente en cada individuo del mundo. Usted podría ser alto de estatura, de huesos delgados y con muchos músculos, o bajo, de huesos grandes y con músculos regulares, y pesar lo mismo. Sólo usted puede saber intuitivamente su peso auténtico de acuerdo con lo que su cerebro evalúa y le dice (si está dispuesto a escuchar).

Su peso auténtico también puede cambiar con el ejercicio y la edad, ya que las contribuciones de cada componente del peso pueden cambiar. Si usted comienza a entrenar, agregando masa muscular, a pesar de que ha aumentado su peso muscular su cerebro sabe que todavía está en su rango auténtico porque toma en cuenta la masa muscular adicional. Si está envejeciendo y perdiendo musculatura, pero ganas 5 kilos (10 libras) en grasa corporal, su cerebro sentirá que el peso auténtico ahora está inclinado hacia la grasa, aunque es posible que pese lo mismo.

¿Por qué no puede usar tablas de peso o El índice de masa corporal?

Puede preguntarse, ¿Por qué no usar las tablas de peso estándar como una guía para determinar su peso auténtico? Probablemente no esté al tanto de que las pautas de peso más comunes utilizadas por los médicos en los Estados Unidos. Se basan en datos obtenidos originalmente en 1943 de las compañías Metropolitan Life Insurance Company, o MetLife. Las tablas se hicieron porque MetLife estaba tratando de calcular el riesgo de seguro de las personas que mueren. La compañía les pidió a sus asegurados que dieran la estatura y peso cuando compraron seguros de vida, y luego utilizaron esos datos para hacer un cuadro de ponderaciones "ideales" basado en las tasas de mortalidad más bajas entre sus clientes. Las personas que vivieron más tiempo fueron indicadas que están en su peso ideal en el momento y edad en que fueron encuestadas. Sin embargo, no existe un vínculo firme entre el peso y la mortalidad, por lo que estas tablas de peso son totalmente inútiles.

En 1985, el Gerontology Research Center, Instituto Nacional del envejecimiento en Baltimore, Maryland, preparó un nuevo cuadro de estatura y peso, para intentar calcular un rango de peso saludable para adultos de todas las edades. El problema con este cuadro es que el rango de pesos para cada estatura es muy amplio y no puede ayudar a predecir si una persona puede llegar a ser diabética. Nadie ha podido señalar un "punto límite" claro en ningún rango de peso que determine qué cantidad adicional de peso puede inducir a un alto nivel de azúcar en la sangre.

Por ejemplo, digamos que usted tienes 35 años, mide 1 metro 65 centímetros (5'5") y pesa 66 kilos (147 libras). La tabla de peso/altura indica que es normal, ya que encaja dentro del rango 52 kilos y 67 kilos (115 y 149 libras). Pero digamos que después de desarrollar diabetes, pierde 5 kilos (12 libras) y pesa sólo 61 kilos (135 libras) y el azúcar de su sangre vuelve a la normalidad. ¿Cómo podría saber que su peso no diabético debería haber estado en el extremo inferior del rango en lugar del extremo superior?

Proporción de grasa corporal e índice de masa corporal (IMC)

Otra pauta de peso que algunas personas usan es la proporción de grasa corporal y peso. Esto puede ayudar a predecir el riesgo de diabetes en una persona porque proporciona alguna indicación de cuánta grasa corporal está cargando en su cuerpo.

Un método utilizado para medir la grasa corporal es el peso bajo el agua. Las diferencias en las densidades de la grasa, los músculos y los huesos permiten una determinación precisa del porcentaje de grasa corporal. Sin embargo, este método para medir la proporción de grasa corporal no indica la ubicación de la grasa y su distribución, es decir, la cantidad de grasa en cada parte de su cuerpo, lo que ayuda a comprender la máxima capacidad de sus células adiposas.

Una medida más barata y más rápida es el Índice de Masa Corporal (IMC), y está basado en una fórmula matemáticamente derivada que considera el efecto de su estatura sobre su peso corporal. Más altura significa más hueso y músculo, que pesan más, por lo que esta medida es un poco mejor porque las estadísticas muestran que las personas con un mayor porcentaje de grasa corporal tienden a tener un IMC más alto que las que tienen un mayor porcentaje de hueso y músculo. Puede medir su IMC en el sitio web del National Heart, Lung, and Blood Institute. [5]

Sin embargo, la prueba de IMC puede ser engañosa, ya que su fórmula no puede distinguir la masa grasa de la masa muscular. El músculo pesa más que la grasa. Esto significa que, si usted es muy musculoso a cualquier estatura, aumenta su peso, cambiando su IMC. Una prueba podría indicar que usted tiene sobrepeso u obesidad, cuando en realidad no lo es. La lectura sería falsa si indicara que está en riesgo de diabetes sólo porque su IMC es alto.

La prueba de IMC también puede subestimar la grasa corporal en adultos mayores que han perdido músculo porque su fórmula supone una cierta cantidad de músculo para cada estatura. Si ha perdido músculo debido al envejecimiento o la falta de ejercicio, tendrá más de su peso almacenado como grasa. Esto significa que su IMC puede indicar que se encuentra en el rango normal cuando, de hecho, tiene demasiada grasa.

Dadas estas fallas, usar la prueba de IMC como una medida del riesgo de diabetes resulta problemático. En su lugar, algunos expertos sugieren que se puede evaluar el riesgo de diabetes (así como también de una enfermedad cardíaca) observando en qué parte de su cuerpo tiende a acumular grasa. Si está almacenando la mayor parte de su grasa corporal alrededor de su cintura, por ejemplo, -tiene un abdomen prominente - en lugar de sus caderas, se está poniendo en mayor riesgo.

¿Está listo para ser honesto con su peso?

Para evitar la diabetes tipo 2, su objetivo debe ser recuperar el control de su cuerpo y redescubrir o reconectarse con su peso real. Usted debe saber cuál es el peso adecuado para usted, teniendo en cuenta que su cerebro sabe cuándo sus células adiposas no están saturadas de grasa y su sangre no está llena de ácidos grasos y glucosa. Obviamente, también puede observarse en el espejo y ver si tiene algunas capas de grasa en el abdomen, las caderas o las nalgas. Si es así, debe ser honesto consigo mismo y admitir que sería más saludable perder peso.

Independientemente que llegue a usar una tabla de estatura / peso estándar o una tabla de IMC, deje que su cerebro le diga la verdad. Los riesgos de su salud, particularmente con la diabetes, están relacionados en última instancia con la cantidad de peso que tiene en la sangre en forma de grasa o azúcar y la cantidad que tiene en las células adiposas.

Si no puede calcular cuál es su peso real, puede considerar el peso corporal cuando tenía 20 años como una aproximación cercana, siempre que sus niveles del azúcar en la sangre y de triglicéridos estuvieran dentro del rango normal. Esa es la edad en la que probablemente alcanzó su máxima estatura y sus huesos alcanzaron su máxima densidad. Cualquier aumento de peso que haya experimentado desde esa edad reflejará el aumento en los kilos (libras) que ha agregado debido al almacenamiento de grasa y / o desarrollo muscular. (Para la mayoría de las personas, a medida que envejecen, ¡El aumento de peso se debe al almacenamiento de grasa!)

Pierda peso lentamente

A medida que va a reconectarse con su peso auténtico, no se sienta presionado en creer que debe perder eso kilos (libras) extras rápidamente, incluso si su nivel de azúcar en la sangre es alto. Si lo piensa, lo más probable es que subió de peso durante muchos años, por lo que no hay razón para pensar que su cuerpo necesita perderlos más rápido de los que usted los subió. Sentirse presionado para perder peso tiende a hacerle creer, también, que necesita inscribirse a un programa para pérdida de peso o adoptar en una dieta especial.

Sugiero que establecer una meta de perder sólo medio kilo (1 libra) por semana es suficiente y apropiado. El valor de hacerlo lentamente es que usted puede darse cuanta qué es lo que mejor funciona con respecto al cambio de hábitos alimenticios, qué efectos secundarios experimenta y cuánto tiempo puede mantener su nuevo peso.

Lo que más cuenta es ver una tendencia en la reducción de su peso semana a semana, mes a mes, hasta que llegue a su peso auténtico. Además, perder peso lentamente les da tiempo a sus sistemas internos de generación de energía a acostumbrarse al cambio en del uso de combustible (de la quema de ácidos grasos a la quema de glucosa) y le ayuda a mantener la elasticidad de su piel sin el peligro de desarrollar la flacidez que se produce por la rápida pérdida de peso.

UNA MANERA EFECTIVA DE PERDER PESO DESPUÉS QUE HA DISFRUTADO COMER MÁS DE LO NECESARIO Y HA SUBIDO ALGUNOS KILOS (ALGUNAS LIBRAS)

¿Va a una celebración de cumpleaños, una boda o una cena con amigos o una reunión de negocios donde hay mucha comida y bebida? Si es así, no se sorprenda al ver que ha aumentado un kilo o más después de esa celebración.

De hecho, no importa cuán cuidadoso sea, es probable que experimente aumento de peso en muchas ocasiones durante el año, ya sea por la ingesta excesiva de alimentos o por las bebidas que contienen muchas calorías. Por lo tanto, es imperativo que tenga un plan de acción para enfrentar esos momentos, de preferencia tan pronto es detectado el aumento, note cuántos kilos (libras) exactamente ha excedido de su "peso auténtico"- el peso que su intuición le dice es el adecuado para su cuerpo.

Teniendo en cuenta lo anterior, aquí está mi plan. Después del aumento de peso, durante los próximos días sus comidas principales deben consistir en ensaladas hechas con una amplia variedad de verduras. Comience con una mezcla de verduras de su elección. Luego, agregue tomates, pepinos, aguacates (paltas), zanahorias, rábanos, nabos, remolachas tiernas (betabel, beterraga), pimientos, cebollas verdes y rojas y otras verduras que sean de su agrado. Cambie la combinación de una comida cada vez. Coma la ensalada sin aderezo. La razón es probar cada nutriente sin interferencia de ningún otro sabor en el aderezo. El uso de verduras frescas de la estación, de temporada le dará el sabor lo más cercano a la naturaleza.

Le sugiero que evite usar verduras como los tomates que fueron cultivados selectivamente para aumentar la cantidad de azúcar.

No coma granos ni productos de harina de granos durante este tiempo porque estos son los principales portadores de energía que agregan exceso de peso a su cuerpo si no son quemados. Continúe con este patrón de alimentación hasta que haya reducido su peso al nivel anterior.

Una nota especial para las mujeres sobre la pérdida de peso

La peor manera de perder peso es concentrarse en mejorar la imagen corporal (una motivación externa), en lugar de contactarse con su peso auténtico (una motivación interna). Este problema es especialmente cierto entre las mujeres en nuestra sociedad. El deseo de atención y aceptación por parte de los demás seres humanos, especialmente aquellos que se consideran "mejores" que usted en apariencia, está incrustada en la naturaleza humana. Pero en una sociedad que utiliza la figura física como la característica más importante del atractivo femenino, una industria de los medios de comunicación que promueven la apariencia del cuerpo femenino como la forma más fácil de atraer a los demás, y una industria de pérdida de peso que promueve constantemente objetivos "fácilmente alcanzables", hacen que, muchas mujeres están obsesionadas con controlar su peso corporal como un medio para sentirse felices y confiadas.

La tragedia es que la apariencia física de las mujeres se está convirtiendo rápidamente en un problema multi-generacional. Una niña que crece hoy en día en un hogar con una madre que, ella misma, no ha podido mantener un peso corporal auténtico, se le puede enseñar cómo no subir de peso. La madre, incapaz de ver las razones de su propio fracaso, puede estar motivada por el deseo de ahorrarle a su hija la frustración, la humillación y el sentimiento de impotencia que acompañaron sus repetidos intentos de mantener el peso, pero cualquier imposición puede tener un impacto psicológico en su hija.

La hija, llena de energía juvenil y confianza, luego trata de obtener apoyo de la fuente más confiable que poseen, su grupo de amigos, muchos de los cuales pueden estar en la misma situación. Con ellos, buscan guía de la fuente de información más accesible que tienen: Los medios de comunicación, que eternizan estereotipos e imágenes de cuerpos femeninos sin tener ningún respaldo médico o razones de salud. A medida que estas jóvenes van creciendo, tienden a tener los mismos resultados que sus madres porque nunca aprendieron nada importante sobre cómo mantener un peso saludable, aparte de cómo deben lucir solamente. Las madres nunca abordan temas importantes con sus hijas, temas relacionados con la salud y el peso para la ser felices a lo largo de sus vidas, en lugar de la belleza y apariencia externas.

Este ciclo a menudo continúa a medida que las jóvenes se convierten en mujeres y forman sus propias familias. Temerosas de subir de peso y conscientes de la dificultad de mantener un peso auténtico basado no sólo en su propia experiencia sino también en la de sus madres, estas mujeres tienden a repetir el mismo patrón de enfocarse en la belleza externa con sus propias hijas.

Siento que este es un ciclo vicioso que requiere acción por parte de la comunidad médica. Necesitamos más profesionales médicos que promuevan los mecanismos reguladores naturales del cuerpo con relación a los alimentos, que enseñen a las madres e hijas a darse cuenta y respetar cuando ellas tienen hambre y cuando se sientan satisfechas. Sin tal orientación, continuaremos teniendo generaciones de madres que enseñen a sus hijas cómo deben lucir en base a sus propias experiencias fallidas y sus perspectivas de belleza. Las niñas, a su vez, continuarán sintiéndose presionadas para desconectarse de sus propios mecanismos naturales de control de la ingesta de alimentos en favor de los medios de comunicación y las imágenes estereotipadas de mujeres hermosas que presentan como modelos de apariencia y estilo de vida— mientras no se les enseña nada sobre salud y longevidad.

Cómo volver a su auténtico peso

De lejos, la mejor manera de volver a su peso auténtico es limitar la ingesta de ciertos grupos de alimentos, especialmente los carbohidratos, los azúcares en todas sus presentaciones y la sal.

Permítame enfatizar esto: no importa qué tan rápido pierda peso, siempre y cuando lo ayude a reducir el azúcar en la sangre. Si está programado genéticamente para almacenar una gran cantidad de grasa en su cuerpo, puede resultar difícil para usted reducir significativamente su peso corporal de todos modos. Entonces la única opción real es ajustar la cantidad y el tipo de alimentos que consume para disminuir el azúcar en la sangre, ya que es suficiente para perder algo de peso y es, sobre todo, la acción principal que debe tomar para revertir su diabetes.

Desafortunadamente, nuestros hábitos personales y entorno cultural pueden tener una poderosa influencia negativa en las cantidades de alimentos y las elecciones que hacemos al comer. Vivimos en una cultura donde la comida es barata y abundante. Habitamos en un cuerpo que está diseñado para almacenar mucha grasa. Las compañías de alimentos capitalistas promueven en gran medida la comida rápida barata que luce apetitosa y es agradable a nuestro gusto. La comunidad médica en su conjunto no tiene consenso para emprender una campaña para detener la epidemia de la diabetes.

Al final, depende de usted y su capacidad de respetar su cuerpo, buscar reconectarse con su peso auténtico y vivir una vida larga y saludable.

¿El hacer ejercicios le ayudará a perder peso?

Muchas personas confían en el ejercicio para bajar de peso. Es cierto que, durante el ejercicio, los músculos pueden absorber la glucosa sin la presencia de insulina y reducir el azúcar en la sangre.

Sin embargo, mi posición es que, si bien el ejercicio puede ayudarle a disminuir el azúcar en la sangre, a menudo no ayuda a la mayoría de las personas a perder peso, simplemente porque la cantidad de ejercicio que se necesita para quemar más calorías de las que consume en un día en promedio es imposible de hacer para la mayoría de la gente.

No estoy sugiriendo que no haga ejercicio, ya que cumple una función importante en el acondicionamiento de los pulmones, el corazón y los músculos. Pero evitar los granos y reducir el consumo total de alimentos es mucho más efectivo si está seriamente interesado en perder peso y revertir la diabetes. Vea el Apéndice 3 para más información sobre el verdadero papel del ejercicio en su salud.

Mantenga su Peso Auténtico: Prestando Atención a la Sensación de Hambre

SE PUEDE ASUMIR con certeza de que no se puede acumular grasa corporal durante el ayuno. También se puede asumir que, para seguir almacenando grasa, uno tiene que seguir comiendo nutrientes que contengan energía en exceso de lo que el cuerpo puede quemar, sin importar el tipo de alimentos consumidos. En algún punto entre estos dos extremos es donde debe estar su consumo de alimentos. ¿Pero cómo lo puede evaluar?

La respuesta es: debe comenzar a prestar atención y escuchar sus señales de hambre. El deseo de ingerir nutrientes - la sensación de hambre - está presente en todos los seres vivos. La forma cómo responda a esta señal natural determinará si está acumulando grasa o no.

Prestar atención a las verdaderas señales de hambre requiere volver a conectarse con los mensajes vitales de hambre, que su cerebro le brinda, en función de la capacidad para controlar sus necesidades de nutrientes y también para medir su ingesta de nutrientes. Su cerebro tiene la misma capacidad notable de monitorear sus necesidades de nutrientes y hacer un inventario de la ingesta de nutrientes como lo hace con el monitoreo de cada aspecto de su vida. Al igual que su cerebro puede evaluar su entorno y advertirle de un peligro, o escuchar con atención una sinfonía y identificar la parte del sonido del piccolo, o sentir picazón en la espalda baja cuando está dando un discurso frente a una audiencia, Así también puede detectar el nutriente que necesita cada célula de su cuerpo y determinar qué alimentos necesita consumir para proporcionarle esos nutrientes.

Distinguiendo las señales reales del hambre de otras razones por que usted come

¿Qué causa que el cerebro genere esta sensación? Aquí hay algunas teorías por qué sentimos hambre que creo que son incorrectas:

1. El cuerpo está programado para almacenar una cierta cantidad de grasa que puede utilizar para obtener energía en lugar de comer constantemente. Dado que la grasa se genera y se deshace en forma continua, ¿Podría la cantidad total de grasa descender por debajo de cierto nivel responsable en el cual el cerebro activa la sensación de hambre? No lo creo, porque si esto fuera cierto, su sensación de hambre debería detenerse una vez que sus reservas de grasa estén por encima de ese nivel y no se reanuden hasta que caigan por debajo de ese umbral. Eso podría llevar mucho tiempo, en cuyo caso los humanos sólo comerían cada pocos días. Por ejemplo, si subió un kilo de grasa la semana pasada, uno podría pensar que no tendría que sentir hambre hasta que esa grasa extra se consuma. A la inversa, si perdió varios kilos (libras) de grasa en un mes, uno podría pensar que estaría comiendo continuamente

hasta que esa reserva de grasa se reponga al nivel indicado. Ambas situaciones no suceden.

2. ¿Podría producirse la sensación de hambre cuando el nivel de grasa que circula en su cuerpo (en el torrente sanguíneo y en los fluidos alrededor de las células) se ha reducido demasiado? Esto también es poco probable porque la cantidad de grasa circulante es pequeña en comparación con la grasa total en el cuerpo. La grasa almacenada se convierte rápidamente en ácidos grasos que el hígado puede reconstituir en grasa circulante. Por lo tanto, no debería haber necesidad de comer simplemente para aumentar la cantidad de grasa que circula en el cuerpo.

3. Una tercera teoría sobre el hambre es que cuando nuestro almacenamiento de grasa es bajo, se libera algún tipo de mensaje de para indicar al cerebro que necesitamos nutrirnos más. Las células adiposas, en realidad, segregan una pequeña proteína llamada leptina que ha sido identificada como un potencial candidato a mensajero. Sin embargo, nada sobre la cantidad de moléculas de las leptinas, su estructura o su función se ha relacionado con la causa que se genere la sensación de hambre en la mayoría de los individuos.

4. Una cuarta causa posible de la sensación de hambre se relaciona con las reservas de glucosa en el cuerpo, que se limita a menos de 120 gramos aproximadamente de glucógeno en el hígado y una cantidad parecida en los músculos. Estas cantidades se pueden agotar rápidamente durante el espacio de tiempo entre comidas. Por lo tanto, ¿Podría la sensación de hambre estar indicando al cerebro que necesitamos restaurar la reserva de glucosa en el cuerpo? Una vez más, esto es poco probable. Si el bajo nivel de

azúcar en la sangre es la causa de la sensación de hambre, ¿Por qué las personas con diabetes sienten hambre incluso cuando su nivel del azúcar en la sangre es mucho más alto de lo normal? Se podría argumentar que los diabéticos tienen un nivel más bajo de glucosa en sus células o que el metabolismo del azúcar no funciona bien, por lo que no lo pueden tomar como un referente de la población general. Sin embargo, incluso las personas que no tienen diabetes sienten la sensación de hambre cuando el nivel del azúcar en su sangre se mantiene artificialmente alto con el suministro de glucosa vía intravenosa.

5. ¿Podría generarse la sensación de hambre por la llegada al cerebro de una hormona liberada por el estómago u otra parte del tracto gastrointestinal? La ghrelina, una hormona liberada por las células en el estómago puede aumentar la intensidad del hambre. Pero hasta la fecha, nadie ha identificado una hormona que inicie la sensación de hambre o incluso un mecanismo que active la liberación de esta hormona.

Ninguna de estas explicaciones parece adecuada o correcta. Sugiero que la respuesta se relacione con el hecho de que su cerebro actúa como su sistema de "regulación nutricional". El cerebro tiene una enorme capacidad para rastrear el nivel de nutrientes en nuestro cuerpo, hasta el nivel celular. El poder del cerebro para monitorear y rastrear sus necesidades nutricionales no es menos extraordinario que la capacidad del mismo para recordar un incidente que ocurrió hace 30 o 40 años, así como para ordenarle a los músculos de su mano cómo coordinar con sus ojos para jugar ping-pong, o para recordar las palabras y la fonética que le permiten hablar uno o más idiomas.

Teniendo esto en cuenta, sostengo que la sensación de hambre se genera cuando el cerebro detecta un agotamiento crítico no sólo de la glucosa, sino también de muchos otros nutrientes claves y esenciales para el funcionamiento normal de las células de su cuerpo. Es por lo que incluso los diabéticos, teniendo un alto nivel de azúcar en la sangre, sienten hambre. El cerebro, al ser el centro de comando de nuestro sistema regulador nutricional, sabe cuán pronto faltarán muchos diferentes nutrientes claves (además de la glucosa). Al igual que el cerebro detecta una insuficiencia de agua en las células y los fluidos corporales y le hace saber que tiene sed, le indica también, que sienta hambre cuando detecte que otros nutrientes necesarios están a punto de caer por debajo de los niveles óptimos. Esto explica por qué puede sentir la sensación de hambre en intervalos de tiempo impredecibles, incluso poco tiempo después de comer, si no ha consumido suficiente cantidad de algún nutriente que su cuerpo necesita.

Las implicancias de escuchar las señales de su cerebro sobre la sensación del hambre son muy importantes si usted realmente desea cambiar sus hábitos alimenticios. En cualquier momento que se sienta tentado a comer, primero deténgase, sea consciente y razone en esa sensación: ¿Es real? ¿Su cerebro le está enviando señales para que sienta que necesita nutrición? ¿O está comiendo por otras razones, como el estrés, el hábito o la presión de los compañeros?

Escuche atentamente y su cerebro también le dice qué comer

Después de recibir una real señal de hambre, ¿Cómo conseguimos obtener los nutrientes que nuestro cerebro ha identificado como deficientes? ¿Elegimos al azar qué comer en función de lo que hay en la despensa, qué restaurantes están cerca o con quién estamos acompañados?

La respuesta es que su cerebro intenta guiarlo a hacia los alimentos correctos, ya sea a través de las decisiones inconscientes que toma sobre qué comer o por los antojos conscientes que tiene de alimentos específicos. El cerebro ha aprendido y sabe qué alimentos le proporcionarán los nutrientes que hacen falta. Ha correlacionado la información almacenada en la memoria de los alimentos que ya ha consumido y sus componentes nutritivos. Estas correlaciones comenzaron a formarse al inicio de su vida y continúan desarrollándose de manera continua, creando una base de datos de correspondencias entre nutrientes y alimentos que el cerebro utiliza para guiarlo.

En efecto, el sistema regulador del cerebro rastrea su ingesta de alimentos y líquidos durante cada comida y la compara, cuando es posible, con los nutrientes recibidos en experiencias pasadas con los mismos alimentos. Su cerebro sabe qué valor nutricional obtiene de una hamburguesa, una cena con espaguetis, una sopa china, un burrito (comida mejicana), un curry de pollo o cualquier alimento que se encuentre en su entorno cultural. Esta capacidad del cerebro no es diferente de la experiencia de un niño pequeño que escucha la misma historia o música varias veces y el cerebro del niño aprende las palabras de tal manera que él puede completar la historia o canción cuando la escuche una vez más. De esa manera, su cerebro se convierte en un banco de datos de alimentos y sus valores nutricionales, y le incita a usted desear ciertas comidas cuando necesita nutrientes. Considere todos esos momentos en los que se ha encontrado preguntándose: "¿Qué debo comer esta noche?" Y una respuesta aparece en su mente sin ningún esfuerzo: "Necesito un poco de carne" o "Tengo ganas de comer un poco de queso esta noche" o "Ésta es una buena noche para comer pollo y ensalada". Ése es su cerebro que le dice qué nutrientes necesita porque sabe qué nutrientes proporcionan esos alimentos.

Estos mensajes son diferentes en cada persona, por supuesto, reflejan sus experiencias previas con las comidas, cultura y preferencias de alimentos. El cerebro nos guía a cada uno de nosotros, en primer lugar, hacia los alimentos de los que sabe que pueden obtener los nutrientes necesarios. Por ejemplo, las cebollas, el ajo, el arroz y el curry son fuentes significativas de nutrientes para algunas personas y su cerebro deseará alimentos que los contengan. Para otros, estos alimentos le parecerán desagradables a su cerebro, que prefiere la carne, la ensalada y las papas porque conoce de su valor nutricional.

Por supuesto, esto no significa que las personas no puedan disfrutar de nuevos alimentos. Durante la mayor parte de la historia, los humanos han tenido muy pocas opciones de alimentos. En muchos sentidos, tener acceso a tantos alimentos que ofrecen una enorme variedad de nutrientes es un salto evolutivo. Cada vez que probamos un nuevo alimento o una receta, el cerebro actualiza su base de datos, agregando el nuevo elemento y los nutrientes que suministra a su inventario. Esta es la razón por la que resulta fácil disfrutar de nuevos alimentos de otras culturas, y comenzar a desearlos tanto como los alimentos con los que usted creció y el hambre aparecía.

El cuerpo necesita varios tipos de nutrientes

El cuerpo necesita muchos nutrientes para su normal funcionamiento. La ciencia ha identificado 118 nutrientes que se utilizan en algún momento para la salud. Nadie sabe con certeza cuánto de cada uno de estos nutrientes necesita el cuerpo o cómo los obtenemos de los alimentos que comemos. Es por esta razón que siempre sugiero comer una gran variedad de alimentos para asegurarse que usted tenga la oportunidad de ingerir la mayor cantidad de estos nutrientes posibles. Esta es la razón, además, por la que yo no creo en dietas específicas o programas que le ofrecen comidas preparadas. Sólo su cerebro puede decirle lo que necesita comer.

El hambre es, ultimadamente, la única sensación que el cuerpo puede generar para asegurarse que usted consuma todos los nutrientes. Esto también significa, de alguna manera, que el cerebro parece tener una inclinación natural a obtener cualquier nutriente que el cuerpo necesita, así haya consumido alimentos que contienen nutrientes que usted no necesita inmediatamente. Mi opinión es que la intención del cerebro al enviarnos mensajes de hambre y guiarnos hacia ciertas comidas puede ser por el hecho que el cuerpo necesite tener a su disposición todos los nutrientes para ser utilizados. Para esto requiere la presencia de muchos agentes al alcance para ser absorbidos, transportados y sintetizados. Al final, la biología de la digestión y la absorción de nutrientes están lejos de ser completamente entendida. Es probable que haya muchas interacciones entre los nutrientes de las que aún no sabemos. Se necesitan estudios más profundos sobre la interacción de nutrientes.

Mientras tanto, no se puede negar que el hambre aumenta la intensidad del placer. En el momento que comienza a comer cuando siente hambre, es probable que su cuerpo necesite múltiples nutrientes. Algunos pueden ser necesarios sólo en cantidades mínimas y otros en grandes cantidades. Cuando usted tiene hambre, su cerebro crea una mayor intensidad de respuesta por cada bocado que usted experimenta como placer, debido a las señales provenientes de su boca, papilas gustativas y receptores olfativos. La cantidad de tiempo en que sus sentidos entran en contacto con las moléculas de nutrientes es mucho más importante para experimentar placer que la cantidad de comida que pasa por la boca.

En resumen, Cuando tenga hambre, para comer sano, *todo lo que tiene que hacer es ser más consciente de la intensidad del placer que usted siente, ya que la sensación de placer de su cerebro indica los nutrientes que se necesitan en ese momento.*

Mantenga su Peso Auténtico:
Escuchando los Signos de Saciedad

ACABAMOS DE EXPLORAR las sensaciones del hambre – Esto es, Porqué usted siente hambre y cómo su cerebro aparece guiándolo a seleccionar ciertos nutrientes que el cuerpo necesita. Es posible que usted se pregunte ahora: ¿El cerebro también le ordena que pare de comer? La respuesta es sí, también hay señales de satisfacción que son generados subconscientemente y en forma automática. Así como la sensación de hambre, estas señales de "saciedad" dependen en gran medida del estado nutricional del cuerpo. Después de comer ¿Necesita más nutrientes o sientes que es ya suficiente?

En algunas comidas, es posible que necesite múltiples nutrientes y pueda comer una gran cantidad de comida hasta que su cerebro reconozca que ha consumido todos los nutrientes necesarios. En otras comidas, se saciará rápidamente después de haber comido sólo una pequeña cantidad, ya sea porque sólo necesita una pequeña cantidad de nutrientes, o la comida que consumió fue muy rica en los nutrientes necesarios, o en algunos casos, la comida que consumió no contenía ninguno de los nutrientes requeridos.

La información sobre la naturaleza y la concentración de nutrientes se genera desde el momento en que los alimentos ingresan a la boca hasta que los productos de desecho salen del cuerpo. Cómo esta información es recopilada, cómo es trasmitida al centro de control del cerebro y cómo éste responde a la información recibida, determinará la cantidad de alimentos que idealmente podría consumir en cada comida. Las señales más importantes que le hacen saber a usted que deje de comer son aquellas que se generan cuando los alimentos se encuentran con los sensores ubicados en el punto de entrada del cuerpo - su boca.

Señales de su boca

Su boca juega un rol significativo no sólo en disfrutar las comidas, sino también en darle señales para parar de comer. Es posible que usted no sea consciente de que estos dos roles que desempeña su boca estén estrechamente relacionados. El placer de comer comienza con la sensación del bocado que recién ingresa a su boca. La experiencia táctil de comer proviene de sentir la textura de la comida en la boca, no de la sensación de llenura en un sólo bocado. Las texturas de las comidas difieren, cuantas más veces mastica cada bocado de comida, más va a sentir su textura y más va a sumar al placer de comer.

Con esto en mente, yo sugiero que masticar es una parte integral en la obtención de nutrientes que se necesitan, y además alivia la sensación de hambre. Pero lo más importante es, si presta atención, también previene que coma en exceso. El acto de masticar deshace la comida en partes pequeñas, liberando nutrientes en su boca. Los movimientos de sus dientes inferiores movidos por los músculos de la mandíbula también son registrados por el cerebro y esto suma a la experiencia táctil de comer. Cuando usted come, presta atención y mastica lentamente, le da tiempo a su cerebro de reconocer los nutrientes de las comidas por las señales generadas por los sensores de gusto y olfato. Estos sensores están idealmente localizados para asistir a su cerebro en el cumplimiento de las tareas de monitorear los nutrientes que llegan en su comida.

La clave principal aquí es que sea más consciente de la experiencia de ambos sensores (gusto y olfato de las comidas) y del acto mecánico de masticar. Ambos son críticos para saber cuándo parar de comer. Prestando atención a las sensaciones en la boca durante el acto de masticar, el cerebro tiene un canal abierto para comunicarse e informarle cuál es el siguiente paso: continuar comiendo o detenerse. A medida que come y se va sintiendo lleno, la combinación de señales que llegan de los sensores del gusto y olfato ocasiona que su cerebro responda creando una disminución de la intensidad de los sabores de la comida. Este acto deliberado del cerebro ayuda a regular la cantidad de la ingesta de las comidas. Cuando la intensidad del gusto de lo que come disminuye y ya no lo disfruta, debe dejar el tenedor. Esa es una señal de su cerebro para dejar de comer.

¿Qué cantidad de comida realmente necesita?

En lugar de prestar atención al proceso de comer (degustar y masticar), la mayoría de las personas comen automáticamente de acuerdo con la cultura en la que crecieron. En los Estados Unidos y en muchas otras sociedades, el promedio típico incluye tres comidas por día de diferentes tamaños, además pequeños bocados por la mañana y por la tarde, y quizás un postre adicional. Si no estaría leyendo este libro, usted podría continuar comiendo de la misma manera por el resto de su vida, siguiendo las mismas rutinas que aprendió en la infancia, rutinas que se refuerzan con nuestra cultura altamente planificada y organizada en torno a los horarios del trabajo y de la escuela de los niños y adoptado por millones de familias en todo el mundo.

Pero piense en esto:

- ¿Necesita toda esta nutrición?

- ¿Está escuchando las señales de hambre de su cerebro?

- ¿Sabe cuáles son sus señales de hambre y cómo responder a ellas adecuadamente para no consumir en exceso los nutrientes energéticos que su cuerpo no necesita?

Preste atención a su deleite al momento de comer

Esta explicación de nuestro mecanismo regulador de la ingesta de nutrientes – Basado en nuestras experiencias sensoriales de gusto, olfato y masticación – se aplica a los humanos de todas las edades: infantes, niños, adolescentes y adultos. Su sistema de regulación nutricional no es diferente a cómo sus otros sentidos inducen a su cerebro a reaccionar a los estímulos. Por ejemplo, mientras observa una pintura, su cerebro aprecia los colores de intensidades variables y las líneas de separación entre ellos. Cuando escucha música, su cerebro puede diferenciar el ritmo, el volumen y el tiempo de las notas de diferentes instrumentos. Este deleite momentáneo de la pintura y de la música es posible porque las señales viajan hacia y entre las neuronas del cerebro a velocidades más altas de 400 kph (249 mph) (que es una velocidad muy rápida considerando el pequeño espacio dentro de nuestras cabezas).

De la misma manera, el cerebro actúa como un sistema regulador que usa los sentidos para determinar el valor nutricional de lo que comemos. Cuando éramos bebés, no podíamos sentir apetito por los alimentos sin un mecanismo natural que controle las necesidades de nutrientes en el cuerpo. Los niños pequeños también serían incapaces de consumir cantidades adecuadas de alimentos para un crecimiento y desarrollo normales sin un mecanismo natural capaz de medir los nutrientes que ingresan y evaluar cuánto se necesita y qué falta. La evidencia de la presencia de un mecanismo innato en bebés y niños para regular la ingesta de alimentos se estableció hace décadas. Efectivamente, la especie humana no existiría si el cerebro no nos ayudara a determinar qué y cuánto comer.

Para disfrutar de su comida se requiere que usted mantenga saludables sus receptores de sabor y olor. La naturaleza hace su parte al reemplazar las células del gusto en pocos días. Las células nerviosas que detectan la sensación de olor se reemplazan a una tasa de uno por ciento cada día. Es su deber mantener estos sensores en buen estado de funcionamiento a través de la higiene bucal, esto incluye el cepillado de los dientes. También es importante mantenerse hidratado para garantizar un buen flujo salival.

Supere sus Tendencias a Comer en Exceso

PROBABLEMENTE A USTED le guste mucho la comida. Y le resulte difícil resistirse a una deliciosa comida. Pero antes de empezar a leer este libro, es posible que no haya pensado en la comida como una colección de moléculas que contienen los nutrientes que necesitan sus células para que puedan funcionar. Sabe, por supuesto, que los alimentos le proporcionan a su cuerpo energía, vitaminas y minerales, pero lo que le falta entender es el impacto de lo que usted come a nivel micro, donde los alimentos se descomponen en moléculas individuales de nutrientes energéticos y nutrientes esenciales. Es probable que nunca haya pensado que su cerebro es un sistema regulador que controla y rastrea su ingesta de nutrientes – utiliza los sensores del gusto, los receptores del olfato, las sensaciones en la boca, las hormonas en el estómago y los intestinos, y los niveles de glucosa y nutrientes en su sangre a medida que fluye a través del cerebro.

Entonces, si estos mecanismos sofisticados se han desarrollado en los humanos, ¿Por qué tanta gente come en exceso? ¿Por qué el cerebro no nos ayuda a regular por completo nuestras sensaciones de hambre y satisfacción de tal manera que nunca aumentemos de peso, nunca consumamos demasiada comida que inunde nuestro torrente sanguíneo con glucosa, y nunca desarrollemos altos niveles de azúcar en la sangre y diabetes? Sugiero dos razones potenciales para que usted las tome en consideración.

Comer cuando no hay una señal real de hambre

Hemos hablado sobre el papel de la sensación de hambre en la selección de alimentos que contienen los nutrientes necesarios para el cuerpo que se sienten en el momento de cada comida. Sin embargo, ¿Qué sucede si no está comiendo en función a una señal verdadera de hambre? El cerebro, que no espera información sobre los nutrientes que ingresan, no podrá ayudarlo a regular la cantidad consumida en ese momento. ¿Cuántas veces ha consumido alimentos cuando está en una celebración, incluso cuando no tenía hambre? ¿Con qué frecuencia se lleva a la boca algo porque está aburrido y no tiene nada que hacer? ¿Come para aliviar el estrés y la ansiedad? ¿Buscar algo de comida para evitar el trabajo? ¿Se detiene a comer algo para no ir a casa por alguna razón?

Los factores que impulsan nuestro deseo de comer, incluso cuando no estamos con hambre, son bastante complejos y se mezclan con muchos elementos de nuestra composición psicológica, antecedentes culturales y situaciones familiares. Pero todos estos son factores que usted debe controlar si se descubre comiendo cuando no tiene hambre, si aumenta de peso o si su médico le informa que tiene un nivel alto de azúcar en la sangre.

Piense en esto. Cuando era un bebé, un niño y aún no entraba en la adolescencia, probablemente no comía cuando no tenía hambre. La mayoría de los infantes tienden a estar completamente en contacto con sus señales de hambre y satisfacción. Sólo comen cuando el hambre los impulsa a hacerlo y sólo lo necesario.

Sugiero que el hecho de comer sin hambre comienza como un accidente temporal y ocasional, sin reconocer su importancia a largo plazo. En la mayoría de las personas, ocurre como algo secundario a otros eventos o situaciones, como un picnic familiar o una cena festiva, una reunión casual con un amigo o una comida espontánea no planificada. El comer en exceso no es un acto premeditado, sino un suceso circunstancial.

Sin embargo, cuando más veces suceden estos eventos de ingesta "extra" de comida a edades más tempranas, más se aprenden. A más repetición, más se refuerza el cerebro para establecer conexiones entre comer y disfrutar. Ya sea que usted tenga hambre o no, si hay comida disponible y apetitosa, aprende a sentir que sí está bien comerla. Puede sentir que no es apropiado comer cuando no tiene hambre, e incluso es muy probable que cuando era niño las personas que lo cuidaron podrían haberle dicho que lo haga. Pero poco a poco, va a comenzar a pensar que, dado que la comida tiene un buen propósito, comer sólo un poco sin tener hambre no puede ser tan malo. El placer de descubrir nuevos alimentos y el placer de comerlos eventualmente superan su inclinación natural a esperar que aparezca la sensación de hambre.

De esta manera, usted comienza a establecer una conducta de comer simplemente cuando le estimula la vista, el olfato o incluso la idea de la comida en lugar de las señales de hambre de su cuerpo, sencillamente porque le gusta sentir la sensación del placer de comer. La conexión entre la comida y el placer se almacena en su memoria y se expresa sin ningún esfuerzo consciente o deliberado. Oliendo los aromas de la comida cuando cocinan, ingresando a un colorido supermercado, pasando por un restaurante; todo esto desencadena en usted una sensación placentera causada por la liberación de dopamina, una neuro-hormona, que le incita a querer comer y hace que usted busque disfrutar de sabrosas comidas y de buena calidad.

Una vez que se establezca este tipo de razonamiento, incluso las posibles consecuencias adversas a largo plazo que usted ya tiene conocimiento, como el aumento de peso, el nivel alto de azúcar en la sangre, el nivel alto de colesterol en la sangre o la presión arterial alta, no resultan ser argumentos suficientes que puedan persuadirlo a modificar su respuesta a las comidas. Esto se debe a que el cerebro tiene dificultades para conectar el comportamiento inmediato con las consecuencias a largo plazo. Si los efectos negativos no siguen inmediatamente una acción causal, es fácil racionalizar un comportamiento. Su mente subconsciente no puede hacer juicios de valor, ni decidir si lo que está haciendo es bueno o malo. Simplemente recuerda y acepta lo que ha estado haciendo y facilita la ejecución del comportamiento establecido. El comportamiento establecido continúa, incluso cuando las consecuencias son dañinas.

Este patrón de comportamiento no es diferente de otros comportamientos que podría haber cultivado en su vida por placer, como el juego, el trabajo, el sexo o incluso la acumulación de riqueza. Una vez que comienza la actividad, se vuelve difícil dejar de repetirla una y otra vez

Comer en demasía por otras razones diferentes de la saciedad

Además de comer cuando no se tiene hambre, usted puede comer en exceso porque es no es consciente de las señales que generan su boca o su cerebro para dejar de comer, o por otros factores. Aquí hay varias causas comunes que le hacen comer en exceso.

La primera causa por la que usted puede comer en exceso sucede cuando usted elige los alimentos equivocados. Este tipo de ingesta en exceso puede iniciarse inconscientemente. Mientras que el hambre desencadena la decisión consciente de empezar a comer, a su mente subconsciente que no está controlada por el pensamiento racional, le resulta fácil seguir los patrones de alimentación que estableció hace mucho tiempo. Por ejemplo, si cuando era niño o adolescente repetidamente consumía jugo de fruta o agua gaseosa en respuesta a la sed, la mente subconsciente puede interpretar la sensación de sed como una necesidad de agua gaseosa y no de agua. Si creció comiendo huevos, tocino y galletas, o un tazón lleno de cereal para el desayuno, el cerebro podría crear un antojo de estos alimentos por la mañana, aunque el cuerpo no necesite nutrientes que contiene estas comidas. En efecto, es posible que tenga hambre cuando come, pero consume demasiados nutrientes inadecuados por costumbre. Este tipo de sobre alimentación puede llevarlo a un aumento de peso y un alto nivel de azúcar en la sangre.

Una segunda razón por la usted puede comer en exceso está relacionada a la sensación que recibe del estómago para hacerle saber que pare de comer. El problema con esto es que las paredes del estómago normalmente tienen relativamente poco tono muscular, lo que le permite expandirse y abultarse progresivamente. Confiar en la sensación de plenitud para dejar de comer es como confiar en la sensación de llenura de un globo que le estamos poniendo agua y saber determinar cuándo parar de llenarlo. Debido a que el globo se puede estirar, usted puede ponerle bastante cantidad de agua antes de que se llene, un punto que es casi imposible saber de antemano. De la misma manera, los músculos de su estómago pueden seguir estirándose para recibir una gran cantidad de alimentos— hasta más de un litro de volumen— antes de sentirse lleno. Imagine cuán lleno se puede sentir después de una gran cena, pero si su postre favorito está al alcance, usted continuará comiendo.

Puede hacer esto porque su estómago se expande, y sólo cuando llega a cierto nivel de expansión, usted finalmente para de comer. En lugar de prestar atención a la sensación de satisfacción durante una comida, se ha acostumbrado a esperar hasta sentir que su estómago se estira hasta un punto de incomodidad antes de decidir parar de comer.

Una tercera razón por la que puede comer en exceso es que está demasiado preocupado para darse cuenta de la sensación de satisfacción generado por los centros de control en su cerebro. Es natural disfrutar de la comida, pero la clave para regular la ingesta de alimentos es disfrutar completamente de lo que come concentrándose en las sensaciones que experimenta cuando prueba la comida. Le estoy animando a que deje que su cerebro haga su trabajo de hacer concordar la ingesta de nutrientes que pasan por la boca con el déficit de nutrientes que sus células ya han identificado. Pero si está preocupado pensando en otra cosa o haciendo algo diferente, es posible que su cerebro no se esté enfocando en reconocer los nutrientes que se consumen. Esto se debe a que la parte consciente de su cerebro sólo puede concentrarse en una actividad solamente.

Cuando usted se enfoca en lo que come, su mente consciente ve los alimentos no consumidos en su plato, alimentos que su mente subconsciente ha determinado qué valor nutritivo tiene. Sin embargo, la mente consciente intentará escuchar las señales provenientes de su cerebro que indican el grado de placer y decidir si todavía necesita nutrientes de esa comida. De esta manera, su mente consciente puede controlar cuánto come.

Sin embargo, si está leyendo, viendo televisión o haciendo algo mientras come, su mente subconsciente toma control y seguirá comiendo porque sabe que la comida tiene un valor nutritivo y simplemente está siguiendo esos comportamientos alimenticios ya programados en su cerebro. Su mente subconsciente no puede prestar atención a las señales de su boca que le indican que el placer de la comida va decreciendo. Si su mente subconsciente está programada para dejar de comer sólo cuando el plato está vacío o cuando su estómago se expande a niveles de incomodidad, el resultado es el consumo en exceso de comidas en relación con sus necesidades nutricionales inmediatas. En resumen, si desea sentirse seguro de la capacidad para ignorar la comida de su plato, no importa si está muy agradable o si huele o luzca muy rico, usted debe enfocar su mente consciente en la comida que está consumiendo.

Una cuarta razón para comer en exceso es que los receptores de sabor y olor no pueden registrar la cantidad de nutrientes que pasan por la boca. Por ejemplo, cuando come alimentos que son suaves y casi no se mastican, es probable que los pase de inmediato. Cuando bebe alimentos mezclados o en puré, también tendrá problemas para decidir cuánto ingerir para sentirse satisfecho, ya que se ve obligado a pasar el líquido antes de que su cerebro pueda determinar el contenido de nutrientes de cada bocado. Por otro lado, cuando usted mastica la comida, no sólo disfruta lo que consume, sino que también se sentirá satisfecho con menos comida en comparación con la cantidad ingerida sin masticarla.

Finalmente, una quinta razón por la se come en exceso sin prestar atención a sus señales de saciedad es que, ahora tenemos una mayor disponibilidad de alimentos producidos con ingredientes concentrados más altos que las que se encuentran en alimentos naturales. Los mecanismos de control del cerebro diseñados para regular nuestra ingesta de nutrientes se basan en las concentraciones de nutrientes que se encuentran en la naturaleza. Cuando usted consume alimentos procesados, llenos de almidones, azúcares, saborizantes e ingredientes químicos, su cerebro no puede evaluar cuándo debe parar de comer. De hecho, usted se vuelve adicto al sabor, los olores y las texturas de esos alimentos hasta el punto de preferirlos más que los alimentos naturales.

Los humanos no fueron diseñados para comer en exceso

Desde un punto de vista biológico, el cuerpo humano no fue construido para comer en exceso de manera consistente y subir de peso en exceso hasta el punto de causar un alto nivel del azúcar en la sangre y diabetes. El cuerpo no necesita almacenar más de una pequeña cantidad de grasa. El propósito de nuestro sistema digestivo y de las células adiposas es tomar los nutrientes que podríamos necesitar en forma inmediata "justo a tiempo". De manera similar, el sistema regulador del cerebro fue diseñado para producir sensaciones de satisfacción y placer cuando consumimos alimentos que suministran a nuestro cuerpo los nutrientes que necesita.

Lo que les está pasando a los humanos en gran parte del mundo, hoy en día, es que están expuestos a una cantidad y variedad infinitas de alimentos que activan nuestras emociones y placer. Es biológicamente natural sentir el deseo de comer estos alimentos. Pero a medida que comenzamos a comerlos en demasía, así como también ingerir demasiado los alimentos incorrectos que se producen en masa en nuestra compleja industria de alimentos, por ejemplo, carbohidratos a base de cereales con azúcares, grasas y sal – nosotros estamos reforzando comportamientos que repetidamente activa el sistema de placer del cerebro. Por lo tanto, comenzamos a comer en exceso de manera regular porque nos induce a sensaciones placenteras. Entonces ya no estamos contentos de sentir el placer que conlleva comer lo necesario y sentirnos satisfechos en relación con la sensación verdadera del hambre.

La evidencia de esta "bonanza alimentaria" abunda en sociedades dónde el alto nivel de azúcar en la sangre y la diabetes están aumentando rápidamente. Los restaurantes continúan sirviendo porciones extremadamente grandes de alimentos a base de carbohidratos en comparación con la cantidad que un humano normal necesita para la nutrición en una sola comida. Algunos restaurantes incluso hacen todo un negocio ofreciendo a las personas ofertas especiales de "todo lo que pueda comer", como si quisieran desafiarlos a comer en exceso hasta que estemos hinchados y enfermos. Las bebidas azucaradas y los productos alimenticios con gran cantidad de carbohidratos y sal se empaquetan y comercializan de manera que podamos asociarlos con la felicidad, la sexualidad, el éxito y los buenos momentos. Incluso cuando las personas cocinan en casa, tiene ya el hábito de servir porciones grandes y comer todo lo que se sirve en el plato, independientemente de las señales que reciban provenientes de la boca. Además, se enorgullecen de mostrar quién puede proporcionar la mayor variedad de alimentos para entretener a familiares y amigos.

Las personas en muchas sociedades, no sólo en los Estados Unidos, están perdiendo el control de los mecanismos humanos naturales para comer sano y disfrutar de su comida. Estamos sucumbiendo a poderosas fuerzas externas que están motivadas por las ganancias: la industria alimentaria y los comercializadores de productos alimenticios. La diabetes existió sólo como una condición humana rara durante miles de años, un fenómeno biológico basado en la química corporal. Sin embargo, dado que el aumento de peso afecta a aproximadamente un tercio de la población mundial total, está claro que factores fuera de los fenómenos biológicos humanos normales están impulsando los niveles epidémicos de diabetes. Solamente un enfoque revolucionario puede revertir esta epidemia.

Tome Control de sus Hábitos Alimenticios

¿ES POSIBLE recuperar el control de sus hábitos alimenticios? Afortunadamente, la respuesta es sí. Es obvio que, si ha sido diagnosticado como diabético, todavía no ha entendido bien cómo controlar sus conductas alimentarias. Este paso le enseñará cómo lograr tomar control.

Muchos de ustedes pueden sentirse escépticos de intentar otro enfoque si han experimentado fracasos con otros intentos de "cambio de estilo de vida". Pero permita que este libro sea su inspiración para finalmente recuperar su vida. Sea cuál sea su reacción, quiero ayudarlo a sentirse seguro de que puede recuperar el control de sus hábitos alimenticios. Piense en esto: ¿Cómo puede alguien más decirle qué comer diariamente si usted mismo no puede saber qué nutrientes o qué cantidad de cada uno de ellos necesita su cuerpo cuando usted comienza a comer? En otras palabras, es su cerebro el único lugar con la información precisa de las necesidades de su cuerpo.

Si comienza a reflexionar en lo que ha aprendido hasta ahora en este libro— la verdadera causa de la diabetes, el grave impacto de tener una dieta rica en granos y la forma en que el sistema regulatorio nutricional de su cerebro puede ayudarlo a escuchar sus señales del hambre y la satisfacción— puede hacer cambios significativos en la forma de comer para revertir la diabetes. Tenga en cuenta que, aunque el nivel alto de azúcar en la sangre se puede revertir en sólo 8 semanas, realizar y mantener cambios a largo plazo en sus conductas alimentarias puede llevar meses de práctica y tendrá que seguir haciéndolo, incluso si el nivel del azúcar en su sangre ha sido normalizado

Reconocer que es posible hacer los hábitos alimenticios de por vida

La mayoría de nosotros estamos condicionados a comer y disfrutar de la comida desde el día en que nacemos. Nuestros hábitos alimenticios se desarrollan cuando somos niños y se refuerzan a medida que envejecemos, por lo que cambiarlos cuando somos adultos se convierte en una lucha mental contra décadas de comportamiento arraigado en torno a los alimentos. Nuestros patrones y hábitos de alimentación se vuelven tan naturales, tan automáticos e inmutables que ni siquiera los reconocemos que han sido determinados culturalmente o bajo nuestro completo control. La evolución no creó seres humanos que requieren tres comidas al día, más algunos bocados y postres.

Reconozca que sus hábitos alimenticios comenzaron en su infancia. Durante el primer año de vida, usted triplicó su peso corporal. Sus padres, abuelos, tíos, tías y otros parientes y amigos de la familia alentaron sus esfuerzos para comer, se maravillaron de sus logros y adoraron su apariencia corporal. Esto inició su aventura amorosa con la comida— y con una buena razón, ya que no habría sobrevivido la infancia sin ese alimento.

Después del primer año de vida, dejó de subir de peso al mismo ritmo que lo hizo en su primer año, porque la naturaleza tiene mecanismos de control integrados para que su ingesta de alimentos se ajuste más a las necesidades crecientes de su cuerpo. Este fue el período en que sus células necesitaron nutrientes para construir sus órganos y expandir sus células cerebrales, y sus hábitos alimenticios fueron dictados por su cuerpo, no por los comportamientos condicionados de los adultos que lo rodean. Incluso a los cinco años, la mayoría de los niños todavía no comen de acuerdo con los hábitos familiares o comportamientos determinados culturalmente. Si alguna vez ha visto comer a los infantes, sabe que sólo comen lo que quieren y cuando quieren. Se resistirán obstinadamente a los padres que los obligan a comer a las horas prescritas o a comer lo que hay en el plato. Y si consumen alimentos en exceso durante una comida, lo compensan con una ingesta reducida durante las comidas subsiguientes porque su cerebro sabe cuánta nutrición necesitan. Los niños pequeños literalmente aprenden a escuchar atentamente las señales (o intuiciones) del cerebro que les dicen cuándo tienen hambre y cuándo están satisfechos. Ellos comen intuitivamente para mantenerse en su peso auténtico.

A medida que creció, como la mayoría de los niños, eventualmente comenzó a caer en patrones altamente influenciados por los comportamientos alimentarios de su familia, sus preferencias de gusto y su cultura. Tuvo comidas al mismo tiempo que sus padres. Consumió las opciones de comida que le ofrecieron — ya sea carne y papas en algunas familias, comida china en otras o vegetariana en otras.

Pero los años de la adolescencia también fue la edad en que, al igual que sus compañeros, haya comenzado a expandir sus papilas gustativas a medida que experimentaba con los alimentos que veía en la televisión, en los anuncios y en las películas — cereales, bizcochos deliciosos, queques cubiertos de chocolate, e incluso opciones nuevas para los más valientes— sushi con arroz, sopas vietnamitas, pastas italianas muy vistosas, cuscús marroquí y otras especialidades étnicas llenas de arroz, trigo y otros granos.

Sin embargo, esta dieta amplia no suele afectar a los adolescentes. Los adolescentes activos generalmente pueden comer hasta sentirse más que contentos— incluso si su comida está llena de carbohidratos, azúcar y grasa— y aún así pueden mantener su peso dentro de un rango de unos pocos kilos (libras). La mayoría de los adolescentes no se vuelven pre-diabéticos, porque su metabolismo utiliza todos los alimentos que consumen. Sus cuerpos están alargando los huesos y construyendo masa muscular. Incluso si mantienen un poco de grasa almacenada, ésta se usa rápidamente para producir energía cuando la necesitan entre comidas.

El problema para la mayoría de los adolescentes, sin embargo, es que sus hábitos alimenticios son cada vez más influenciados por el mundo moderno y los alimentos que se fabrican y publicitan. Vemos a millones de jóvenes que son presas fáciles de snacks y opciones de comidas poco saludables que son promocionados agresivamente en la televisión y en el internet. Atraídos por estos productos, los niños están perdiendo la capacidad natural de su cuerpo para mantenerse en su verdadero peso a edades cada vez más tempranas. Millones más de niños en todo el mundo se convertirán en adultos con hábitos alimenticios que los llevará a la diabetes.

Sus hábitos alimenticios le seguirán hasta la edad adulta

Si usted es un adulto con niveles elevados de azúcar en la sangre que está leyendo este libro, cualquier mal hábito alimenticio que desarrolló durante su infancia y adolescencia probablemente hayan persistido hasta la edad adulta. Probablemente continúe disfrutando de esos alimentos que le recuerden experiencias placenteras y recuerdos de buenos momentos de su pasado. También es probable que usted haya adoptado otros hábitos alimenticios poco saludables a medida que tenía más edad, basándose en otros factores, como los siguientes:

- Es posible que haya desarrollado un gusto por comer muchos tipos de alimentos étnicos cuyos sabores y especias son diferentes de los que creció.

- Puede ser que coma entre comidas porque se siente estresado

- Puede ser que coma demasiado a la hora de la cena por no tener tiempo para comer en el almuerzo porque tiene una ajetreada jornada de trabajo y en la noche disfruta conversando con su familia y sus invitados alrededor de la mesa mientras come constantemente.

- Es posible que haya agregado alcohol a sus comidas o entre ellas sin considerar las calorías adicionales que las bebidas alcohólicas agregan a su ingesta diaria.

- Y a medida que envejece, es posible que simplemente se haya condicionado a comer a ciertas horas del día, sienta hambre o no.

Cuando se combinan todos estos factores, es fácil ver cómo puede perder el contacto con su peso corporal auténtico y no escuchar los mensajes de su cerebro sobre el hambre y la satisfacción. En lugar de prestar atención a las señales de que realmente está con hambre, tus otros hábitos y comportamientos se hacen cargo. Estoy convencido de que la mayoría de las personas están completamente conscientes cuando consumen alimentos poco saludables y comen en exceso. Pueden escuchar esa pequeña voz en su cerebro que les dice que dejen de comer mucho o que coman algo más saludable, porque el cerebro ha estado monitoreando sus necesidades nutricionales. Pero ignoran esa voz porque otras voces en el cerebro les aseguran que obtendrán placer de otros alimentos o le dicen que continúe comiendo.

Tengo noticias para usted. No revertirá la diabetes tipo 2 a menos que comience a escuchar la voz en su cabeza que le dice cuánto debe comer realmente. Debe alterar sus hábitos alimenticios y volver a su peso auténtico. Para muchos de ustedes, esto significa vaciar sus células adiposas tanto como les sea posible, así como recuperar el control de su ingesta de alimentos.

Cómo romper viejos patrones para cambiar su comportamiento alimentario

A lo largo de su vida, cada vez que ha comido algo, su cerebro ha recibido millones de señales de sus propios receptores del gusto y el olfato. Cada experiencia ha producido conexiones específicas entre las células nerviosas de su cerebro para formar vías neuronales sobre la alimentación, que se han fortalecido mediante el uso repetido. La forma en que ha estado comiendo efectivamente ha sido "cableada" y se ha solidificado como una red neuronal en su cerebro. Se ha vuelto autosuficiente y, lo que es más importante, difícil de cambiar porque no se almacena como un archivo que se puede eliminar

Antes se pensaba que una vez que el cerebro había establecido la mayoría de sus conexiones durante la infancia, sólo cambiaba en respuesta al envejecimiento. Sin embargo, ha salido a la luz que el cerebro tiene la capacidad de volver a "cablearse" para formar nuevas conexiones y aprender diferentes soluciones para obtener un resultado diferente. Este ingenio del cerebro se puede utilizar para superar un comportamiento establecido y lograr un resultado positivo.

Cada vez que aprende algo, se establecen y consolidan nuevas conexiones nerviosas. Desaprender algo (como un viejo hábito), por lo tanto, requiere el debilitamiento de las conexiones establecidas entre las neuronas. Debido a que este trabajo tiene que hacerse por partes, toma tiempo. Afortunadamente, el cerebro adulto está razonablemente acostumbrado a desaprender. Si alguna vez se mudó de casa o cambió de ciudad para estudiar o trabajar en una nueva ciudad, probablemente tuvo que cambiar sus rutinas y hábitos. Si comenzó a vivir con alguien, tuvo que reorganizar millones de vías cerebrales para acomodar a esa persona. Tal des-aprendizaje requiere "desconectar" las vías neuronales establecidas y crear nuevas, una vía tras otra y una red de neuronas tras otra. El punto es que, en algún lugar de su pasado, ha desaprendido algunas cosas y ha aprendido otras nuevas. Puede hacerlo de nuevo. El mismo des-aprendizaje y nuevo aprendizaje pueden ocurrir para volver a entrenarse sobre cómo y qué comer.

Para establecer un nuevo patrón de comportamiento que promueva una alimentación saludable, comience por encontrar formas para evitar la activación de las vías establecidas que promueven una alimentación poco saludable. Aquí hay algunas recomendaciones para comenzar a desaprender sus viejos hábitos disolviendo los caminos establecidos que tiene sobre la comida:

- Camine dentro de su casa e identifique las áreas y señales que lo ponen a prueba y rompe su control sobre los alimentos y elimínelos o modifíquelos. Por ejemplo, ponga todos los alimentos en gabinetes donde no se puedan ver.

- No compre comestibles con el estómago vacío. Compre alimentos sólo con una lista de compras preparada para que no tenga la tentación de comprar artículos adicionales por impulso.

- Pre-planifique sus comidas, cocine y sirva porciones más pequeñas.

- Evite los lugares que usted asocia con la comida, como pasillos de comida en supermercados, restaurantes de comida rápida, tiendas que sirven muestras gratuitas de alimentos y máquinas expendedoras que lo inducen a comprar alimentos por impulso.

- Adapte un entorno que no esté centrado alrededor de los alimentos en su hogar. Si le rodean sensaciones agradables que comúnmente se combinan con comer, le va a resultar difícil ignorar el impulso de disfrutar. La vista y el olor de los dulces como el helado, las galletas y los pasteles pueden estimular la necesidad de comer, así que no hornee postres ni almacene helados en su congelador. El objetivo es disminuir la tentación reduciendo las imágenes, los sonidos y los olores de los impulsos agradables.

Comer en las celebraciones, por aburrimiento y por estrés

Si sabe o reconoce que a veces come no por hambre, sino para participar en celebraciones, por aburrimiento o para hacerle frente al estrés, es útil contar con un plan detallado para enfrentar esas situaciones. Primero, es posible que necesite ajustar su respuesta a estos eventos en general antes de poder cambiar su patrón de alimentación. Esto se debe a que su respuesta a la alimentación está interconectada con sus reacciones a estas situaciones en general y, por lo tanto, activa muchas vías bien establecidas y altamente vinculadas en su cerebro. Por ejemplo, no se concentre en la comida para que pueda concentrarse en las personas y la ocasión durante las celebraciones. Encuentre actividades como leer, aprender una nueva habilidad, escuchar música, hablar con alguien, meditar, pasear, jardinería, etc., como sustitutos de comer para lidiar con el aburrimiento y el estrés. Es posible que necesite ayuda profesional para crear nuevas formas de lidiar con eventos relacionados con el estrés.

Del mismo modo, asegúrese de terminar sus comidas basándose en la satisfacción en lugar de la sensación de plenitud en el estómago o en dejar el plato vacío. Concéntrate en disfrutar lo que come. La mejor manera de lograr esto se explica a continuación.

Vuelva a descubrir el comportamiento alimentario de su infancia

Anteriormente escribí que, para la mayoría de las personas, sus hábitos alimenticios infantiles se basaban en el hambre y la satisfacción verdaderas. Comió lo suficiente para crecer y funcionar, pero no comió en exceso. Sin embargo, con el tiempo, sus padres, las otras personas que estuvieron alrededor suyo, el entorno en el que vivió, las elecciones presentadas y las experiencias de su vida han contribuido a modificar los patrones de conducta alimentaria de su infancia.

Su misión de redescubrir y mantener su peso auténtico puede brindarle un aliciente psicológico si piensa en el proceso que va a pasar al reestablece el comportamiento alimentario de su infancia para que concuerde con las necesidades de nutrientes de su cuerpo. Esta idea puede ayudarlo a internalizar la sensación de que, si su necesidad de nutrientes no es real, no debería comer. Si la necesidad es mínima, pregúntese si puede esperar hasta que su cerebro evalúe la necesidad relativa a los nutrientes almacenados y luego genere la sensación de hambre.

Me doy cuenta de que esto es muy difícil de hacer. En el mundo moderno, la publicidad directa e indirecta relacionada con alimentos a menudo crea la necesidad de comer. Su cerebro exquisitamente entrenado, en lugar de responder a las necesidades de nutrientes, se ve tentado muchas veces en una hora a imaginar el placer de comer.

Todos los días, usted debe tomar decisiones sobre qué comer. Cuando come fuera de casa o come en la casa de alguien, tiene menos opciones en elegir qué comer porque está sujeto a un menú o lo que el anfitrión ha cocinado. Debe estar alerta cuándo decida comer, elegir los alimentos que desea comer y ser consciente durante su comida para disfrutar de lo que come.

Así como una historia se presenta utilizando conjuntos de diferentes palabras, un comportamiento está formado por una serie de conexiones nerviosas. Para cambiar la historia, debe desmontar varias partes, si no la totalidad, de las agrupaciones de palabras originales y formar otras diferentes. De manera similar, para cambiar su comportamiento, tendrá que destruir muchas conexiones nerviosas establecidas y formar otras nuevas. Este proceso tomará tiempo.

La fuerza de las redes existentes de su cerebro es la razón por la cual es fácil reactivar las conexiones antiguas y volver a caer en sus patrones anteriores. La importancia que le dé a la nueva forma de comer determinará cuán efectivo es usted para volver a "cablear" su cerebro. No sólo debe aprender a hacer cosas que funcionen, sino evitar caer en patrones viejos de comportamiento que promuevan el consumo en exceso.

Una vez que comience a realizar algunos cambios importantes para modificar las redes neuronales en su cerebro y eliminar las conexiones antiguas, podrá establecer nuevas vías para un comportamiento diferente en torno a la alimentación en varias semanas. Pero hacer que el comportamiento sea permanente puede requerir meses de práctica. La repetición no sólo fortalece las conexiones entre ciertas agrupaciones de neuronas, sino que también facilita su activación. Si sube un escalón en su progreso, a menudo es una señal de que el cerebro necesita tiempo para consolidar los cambios ya realizados antes de poder adaptarse a otros nuevos.

Establecer un patrón de comportamiento que le lleve a mantener su peso auténtico requiere compromiso y determinación, pero una vez que el patrón se establece firmemente, se vuelve relativamente fácil de seguir. Al repetir su nuevo comportamiento día tras día, los cambios en sus conexiones cerebrales se volverán más refinados y el nuevo comportamiento será más automático.

ALGUNAS VECES NECESITA EVITAR EL HAMBRE

Hay ocasiones en las que le resultará difícil cumplir con su compromiso. Un ejemplo común de esto es cuando los neuroquímicos necesarios para ejercer el autocontrol no están disponibles. Por ejemplo, al final de un largo día de trabajo, es posible que sus neuronas estén agotadas de los neuroquímicos necesarios para generar un comportamiento disciplinado.

Si ese es el caso, podría decidir posponer el auto control temporalmente y permitirse ingerir un poco de comida incluso sin que se desencadene la sensación de hambre. Le recomiendo que guarde una buena cantidad de frutos secos para estas ocasiones. Los alimentos que contienen grasa, como las nueces, aceleran la liberación de hormonas intestinales más rápido que los alimentos a base de carbohidratos, para que el hambre disminuya más rápidamente. Si tiene ganas de comer un bocado, es mejor comer nueces en lugar de carbohidratos como las papitas fritas.

Activando su fuerza de voluntad

Necesita crear una forma diferente de iniciar y completar la ingesta de alimentos para comenzar a formar nuevos patrones sobre su comportamiento alimentario. Cada acción que realiza en su vida, incluido pensar en comer, requiere la participación de miles de células nerviosas en el cerebro. Cuando usted inicia cualquier acción, esas células ya están configuradas para interpretar las señales de la forma en que fueron programadas en su pasado. Cambiar su comportamiento alimenticio, como por qué come, qué come y, lo que es más importante, cómo usted come, requiere la reprogramación de las células nerviosas involucradas en el proceso.

En otras palabras, debe reaprender el significado de comer. Es posible que no tenga mucho control sobre lo que ocurre ante sus ojos, los sonidos, los aromas y las señales aleatorias relacionadas con el pensamiento que desencadenan su deseo de comer, especialmente en lugares más allá de su propio entorno. Pero puede moderar el efecto de estas señales cambiando el procesamiento que ocurre en su cerebro después de recibir estos impulsos sensoriales. Para esto, su cerebro tiene que decidir conscientemente anular su respuesta condicionada anterior. Debe poder decirse a sí mismo que el olor o la vista de los alimentos no significa que deba comerlo.

Por lo general, llamamos a la capacidad de resistir algo como "fuerza de voluntad". Usted necesita fuerza de voluntad para resistirse a comer cuando no tiene hambre y sólo a comer cuando lo está. Para generar la fuerza de voluntad, necesita practicar el control sobre su impulso a comer. Es más fácil si ya se está comportando de manera disciplinada en otros campos de su vida. La mayoría de la gente tiene fuerza de voluntad en algún aspecto en sus vidas. Si llega a su trabajo todas las mañanas a tiempo, es muy probable que tenga fuerza de voluntad que pueda aplicar a su comportamiento alimentario. Si limpia su casa todos los sábados sin falta, tiene fuerza de voluntad. Si se baña todos los días, significa que tiene fuerza de voluntad.

Sus pensamientos son la manifestación de su voluntad. Los pensamientos pueden ser el resultado de la voluntad de actuar o pueden dirigir la voluntad de constituir. Requiere esfuerzo y entrenamiento para mantener su enfoque en los pensamientos beneficiosos. La buena noticia es que un proceso de pensamiento establecido con respecto a la alimentación puede modificarse en función del razonamiento basado en dos motivaciones importantes. El primero es, si se entrena para comer mejor, puede evitar toda una vida de medicamentos para reducir los niveles de azúcar y grasa, los efectos secundarios no deseados de los medicamentos y el inevitable sufrimiento de las complicaciones de la diabetes. El segundo es darse cuenta de que se sentirá y se verá mejor y disfrutará de la vida mucho más al mantener su peso auténtico. Tenga en cuenta que, si su mente está preocupada por pensamientos de otros asuntos apremiantes o inertes sin ningún propósito, es posible que no sienta la urgencia de ejercitar su fuerza de voluntad.

¿Qué hacer cuando va a cenar fuera?

Cenar en restaurantes es un desafío cuando intenta cambiar sus hábitos alimenticios, especialmente la disminución de carbohidratos. Si va a un restaurante donde ponen una cesta de pan en la mesa antes de ordenar, recuerde su compromiso de dejar de comer granos. Evite ir a restaurantes que se especialicen en cocinas que lo inciten a comer muchos alimentos de harina de grano, como sándwiches, pastas, pizzas y postres. Si tiene algunos restaurantes favoritos que encajan en esta categoría, ordene alimentos que contengan la menor cantidad de carbohidratos. No piense que el pan o la pasta de trigo integral o multigrano es mejor para usted; es un grano que produce una cantidad voluminosa de glucosa que su cuerpo necesitará almacenar, y si sus células adiposas aún están llenas, esto hará que sus células musculares continúen quemando ácidos grasos en vez de glucosa.

Del mismo modo, si le invitan a la casa de un amigo y le presenta un plato rico en alimentos a base de granos, muestre agradecimiento al anfitrión y al chef comiendo un poco del plato, pero no una porción grande. Recuerde que no necesita igualar su gratitud con la cantidad de alimentos que consume. Esto puede resultar difícil en algunas culturas dónde los anfitriones no sólo se sienten insultados si no comen todo el contenido del plato, sino que también los alientan a comer más de una porción.

Ya sea que coma con otras personas o en la casa de alguien, ésta es una estrategia que puede probar, no sólo para ayudarse a sí mismo sino también para educar a las personas que usted quiere. Explique a sus amigos y familiares que está cambiando sus hábitos alimenticios en función de lo que aprendió en este libro sobre los nutrientes que nuestro cuerpo necesita, el vínculo entre los granos y el alto nivel de azúcar en la sangre, y los riesgos crecientes de diabetes que afectan a las personas en todos los ámbitos de la vida. Quizás su familia y amigos se sientan motivados a cambiar sus patrones de alimentación con usted. Si se desarrolla un movimiento para detener la epidemia de la diabetes y la mayoría de las personas comienza a alterar su comportamiento alimentario, será un antídoto para la industria alimentaria que sigue produciendo alimentos poco saludables y para los restaurantes que sirven grandes porciones de comidas saladas.

Dietas prescritas y alimentos envasados

Si está de acuerdo en que la sensación de hambre representa la necesidad de reponer los nutrientes, también puede darse cuenta de que usted mismo no tiene idea de qué nutrientes específicos le faltan a su cuerpo en ese momento. Esto significa que nadie más tampoco tiene ni idea. Cuando le da la responsabilidad a otra persona de determinar qué comer y cuánto comer, alguien que no tiene un conocimiento íntimo de sus necesidades corporales, usted pierde la oportunidad de re-entrenar su cerebro. Esta es la razón por la cual casi todos los programas de dieta y pérdida de peso fallan a largo plazo.

Lo mismo ocurre si está tentado a usar alimentos pre-envasados o a seguir las instrucciones de uno de los programas corporativos de control de peso para ayudarlo a lograr sus objetivos de pérdida de peso. Si confía en las instrucciones externas y en los alimentos pre-envasados, es posible que no pueda formar nuevas vías neuronales que creen un nuevo comportamiento alimentario utilizando alimentos reales. En el momento en que deje de seguir la dieta prescrita o use alimentos pre-envasados y vuelva a comer por sí solo, usted podría revertir la mayoría de sus viejos patrones de alimentación— no masticar los alimentos, no saborear los nutrientes, no comer lentamente y dejar que las señales de su boca y nariz lleguen al cerebro y notan el momento de satisfacción.

Espero que este CAPÍTULO le haya demostrado que cambiar su conducta alimentaria debe involucrar conscientemente tratar de alterar las vías neuronales en su cerebro. Necesita establecer y reforzar nuevas conexiones en el cerebro que apoyen los elementos de la alimentación consciente: masticar lentamente, saborear su comida, prestar atención a las señales de su boca, etc. la mejor manera de alcanzar y mantener su peso auténtico y reducir el excesivo consumo de alimentos es aprender este nuevo comportamiento alimenticio para reemplazar su viejo programa.

Mi recomendación es que asuma la responsabilidad de cambiar su propia conducta alimentaria. Es mucho mejor preparar y comer su propia comida, usando sus propias recetas, para que pueda aprender a comer bien sin importar lo que consuma. Desarrollar las habilidades y la capacidad para controlar su propia alimentación se puede hacer más fácilmente al permitir que su sistema regulatorio interno esté a cargo en lugar de algún sistema externo de administración de alimentos o suplementos. Hacerlo de esta manera aumenta su confianza en la capacidad para hacer sus propias selecciones de alimentos basadas en el gusto. Su mente consciente puede aprender a concentrarse en disfrutar cada bocado de comida que consume para cumplir con el objetivo de ajustar el tamaño de la comida. Su hora de comer es para que usted la disfrute. No permita que nadie que se lo quite.

Entienda la Comida que Usted Consume

EL CUERPO HUMANO necesita los mismos tipos de nutrientes independientemente del entorno en el que vive. Los seres humanos han sobrevivido y aún sobreviven en climas fríos, áreas de clima cálido, selvas, praderas, islas, montañas, en casas que flotan en el agua y en el interior de casas de hielo o de rocas. En otras palabras, todos los nutrientes que necesita el cuerpo humano pueden obtenerse de los alimentos disponibles en cada uno de estos sitios, aunque estén empaquetados en diferentes formas de carbohidratos, proteínas, grasas, minerales, vitaminas, y otros nutrientes aún desconocidos. El resultado es que todas las formas de vida, plantas, animales, humanos, etc., dependen de los alimentos disponibles en cada región y cada estación, gracias a la biodiversidad y la luz solar. Comprender cómo dependemos de la naturaleza para adquirir los nutrientes que necesitamos de manera oportuna, puede ayudarlo a seleccionar y consumir varios tipos de alimentos.

El rol de los carbohidratos en la nutrición humana

Los seres humanos necesitan algunos carbohidratos para funcionar. Nuestras células utilizan la glucosa, un carbohidrato, como su combustible principal. La glucosa disuelta siempre está presente en la sangre y en el líquido que rodea las células. La concentración normal de glucosa en la sangre en una persona que no ha comido en las últimas tres a cuatro horas es de 90 mg / dl. En una persona normal, aproximadamente una hora después de una comida que contiene una gran cantidad de carbohidratos como— pan, pasta, arroz, papas o maíz— el nivel de glucosa en la sangre rara vez aumenta por encima de 140 mg / dl porque la mayor parte de la glucosa ingresa a las células del cuerpo donde se utiliza para obtener energía. La glucosa también permanece en el líquido que está alrededor de las células, generalmente en el rango de 75 a 95 mg / dl, aunque puede fluctuar en corto plazo entre 20 y 1500 mg / dl sin ninguna consecuencia perjudicial. Si el nivel de glucosa en la sangre cae por debajo de la mitad de lo normal, las personas generalmente experimentan una pérdida de funciones mentales: confusión, olvido y falta de capacidad analítica.

Los hidratos de carbono en forma de fructosa (azúcar de la fruta) y galactosa (azúcar de la leche) también son necesarios para realizar funciones especializadas en las membranas celulares. Por ejemplo, estos azúcares se combinan con proteínas o moléculas de grasa que cuelgan de las paredes celulares y repelen las partículas con carga debido a su carga negativa. Estas estructuras combinadas se adhieren a los carbohidratos que sobresalen de otras células, para mantener la cohesión de las células dentro de un órgano. Estas estructuras combinadas también actúan como receptores para unir hormonas en las células y participan en nuestros mecanismos de defensa inmunológica al atacar a las bacterias en la sangre, la saliva y las lágrimas. La identificación de su tipo de sangre como A, B, AB u O se basa a la presencia de estas estructuras en la membrana de los glóbulos rojos. Además, se utiliza una molécula especial de carbohidratos en la construcción de genes que residen dentro del centro de control de cada célula (el núcleo), y se usa una variación de esa molécula para fabricar el mensajero que lleva las instrucciones de los genes a los trabajadores de la célula.

Pero como he señalado, los humanos no necesitan tanta glucosa. Podemos obtener nuestro combustible celular a partir de ácidos grasos, producidos a partir de las grasas que consumimos, así como a partir de triglicéridos que el hígado produce por el exceso de glucosa. En climas que no permiten que las personas cultiven granos o tengan fácil acceso a los vegetales, el hígado puede producir glucosa a partir de los aminoácidos derivados de las proteínas. Por ejemplo, las personas Inuit (esquimales) pueden vivir en el ártico durante largos períodos de tiempo con una dieta que proporciona aproximadamente el 50% de sus calorías de la grasa. Sus hígados producen glucosa a partir de los aminoácidos en la carne. Además, queman grandes cantidades de acetil coenzima A, derivada de la grasa, como combustible en sus células. Por lo tanto, la naturaleza ha protegido a los inuit que tienen pocos carbohidratos disponibles en su dieta. En otras palabras, los carbohidratos no son un alimento esencial para los humanos.

Lo más importante es que, si bien necesitamos carbohidratos, no los necesitamos en el volumen de las dietas de hoy que consta de tres comidas por día, más los snacks, que a menudo ofrecen. Y el principal culpable en las dietas de hoy es los carbohidratos de los granos.

Los especialistas en diabetes justifican la ingesta de granos diciendo que la glucosa es un nutriente importante. Sin embargo, el cuerpo almacena sólo una pequeña cantidad (120 gramos) de glucosa como carbohidrato. Las moléculas de glucosa que no ingresan a las células dentro de las cuatro horas de absorción en la sangre se convierten en ácidos grasos para el almacenamiento a largo plazo en las células adiposas, para ser utilizados para la producción de energía según sea necesario. Y dado que el cuerpo también produce glucosa a partir de otros alimentos que comemos además de los carbohidratos a base de granos, es probable que con frecuencia usted esté sobrecargando la capacidad de su cuerpo para utilizar la glucosa. ¡No importa el tipo de alimento que el cuerpo obtenga de la glucosa— 120 gramos son 120 gramos!

NO TODOS LOS CARBOHIDRATOS SON CREADOS POR IGUAL

Como estoy aconsejando estar en contra del consumo de carbohidratos a base de granos, usted podría preguntarse sobre los carbohidratos a base de plantas, como las frutas y verduras, y la cantidad de éstos que recomiendo. En primer lugar, no recomiendo una cantidad específica de carbohidratos, independientemente de su fuente, para ser consumidos con cualquier comida. Esto se debe a que no se ha encontrado que ningún carbohidrato sea un nutriente esencial para los humanos. Su hígado puede fabricar toda la glucosa que el cuerpo necesita a partir de otros nutrientes como los aminoácidos, incluso si su comida no contiene carbohidratos. Y como el hígado sólo puede almacenar 120 gramos de carbohidratos a la vez, no se necesita mucho si está comiendo frutas y verduras.

Sin embargo, existen diferencias importantes entre los tipos de carbohidratos de origen vegetal que afectan la salud humana de diferentes maneras. Es útil entender esto, porque no todos los carbohidratos son creados iguales. Diferentes alimentos de origen vegetal proporcionan diferentes cantidades y tipos de carbohidratos.

Plantas con almidón resistente

Una clase de carbohidratos se llama "almidón resistente", porque sus productos de degradación escapan a la digestión en el intestino delgado de individuos sanos. Esto significa que producen muy poca glucosa que se absorbe en el torrente sanguíneo. El contenido de almidón resistente de origen natural varía de un producto vegetal a otro, pero en general, comer plantas que contengan almidón resistente tendrá un impacto menor en el azúcar de su sangre en comparación con el mismo volumen de un alimento de harina de grano. Ejemplos de alimentos vegetales que contienen almidón resistente son los frijoles blancos, guisantes o arvejas, harina de plátano de plátanos verdes, plátanos verdes no tan maduros, lentejas, papas y maíz específicamente alterados.

Plantas con carbohidratos de bajo índice glucémico.

El "índice glucémico" es un número asociado con el efecto de un alimento en el aumento del nivel de glucosa en la sangre de una persona dos horas después del consumo del alimento. Algunos alimentos producen carbohidratos que se descomponen muy lentamente en la digestión y, por lo tanto, causan un aumento gradual del azúcar en la sangre. Otros alimentos de origen vegetal contienen carbohidratos que se descomponen más rápido y hacen que el azúcar en la sangre aumente rápidamente. Muchos frijoles, lentejas, nueces y la mayoría de las verduras se clasifican en la categoría de bajo índice glucémico. Algunas verduras, como las zanahorias y las papas, tienen un índice glucémico más alto que las verduras como el brócoli, la coliflor, los espárragos y otros acompañantes de la cena. La mayoría de las frutas son bajas en su índice glucémico en comparación con los granos. El índice glucémico más alto de los alimentos de origen vegetal son los granos (trigo, avena, arroz, cebada) y los alimentos hechos con esos granos (pasta, pizza, fideos). Esto significa que es probable que sus valores de azúcar en la sangre medidos dos horas después de una comida sean significativamente más bajos después de una comida compuesta principalmente de verduras, en comparación con una comida que contiene granos o hecha de productos de harina de grano. Vea el apéndice 1 para una comparación de la cantidad de carbohidratos que contienen varias verduras en comparación con los granos.

Plantas con oligosacáridos

Mientras que una molécula de harina de grano puede descomponerse en miles de moléculas de glucosa, un oligosacárido generalmente contiene sólo de dos a diez moléculas de azúcares simples. Estos azúcares se adhieren a muchos aminoácidos y moléculas de grasa y cumplen funciones biológicas importantes en el cuerpo. Algunos de los oligosacáridos proporcionan nutrientes para las bacterias promotoras de la salud que residen en el intestino. Para los bebés, la leche materna es una fuente de oligosacáridos que promueve el crecimiento de bacterias benéficas en su intestino. La alcachofa de Jerusalén, la bardana, la achicoria, los puerros o poros, las cebollas y los espárragos son buenas fuentes de oligosacáridos. El yacón, un tubérculo cultivado comúnmente en los Andes peruanos, tiene un mayor porcentaje de oligosacáridos en comparación con la mayoría de los otros alimentos para los seres humanos. Algunos agricultores en los Estados Unidos están tratando de cultivar yacón en este país y las plantas se pueden comprar en viveros si usted desea cultivar el suyo.

Cuando reúna toda esta información, lo más probable es que mientras más alimentos a base de plantas consuma usted, a excepción de los granos, más posibilidades tendrá de mantener el nivel de azúcar en su sangre constantemente bajo. Esto le ayudará a evitar la diabetes.

Azúcares naturales VS Glucosa

Muchas personas están confundidas sobre si el azúcar natural, es decir, la sacarosa, es lo mismo que la glucosa en el torrente sanguíneo. Esta forma de azúcar se encuentra en frutas, frutos del bosque, caña de azúcar, remolacha (betabel, beterraga) y otros cultivos que pueden reducirse a formas de azúcar. La confusión es comprensible porque, cuando se habla de diabetes, siempre nos referimos al problema de tener "azúcar" en la sangre. La misma palabra "azúcar" parece estar refiriéndose al mismo artículo, por lo que hay una tendencia a pensar que consumir de forma natural el azúcar aumenta el azúcar en tu sangre.

Pero digerir azúcar natural no es lo mismo que llenar su torrente sanguíneo con glucosa. La sacarosa contiene partes iguales de glucosa y fructosa. Ambos se absorben a medida que se liberan en el intestino. Pero mientras la glucosa aumenta el nivel de azúcar en su sangre casi de inmediato, la fructosa absorbe sólo la mitad de la glucosa y debe procesarse más en glucosa antes de que pueda elevar su nivel de azúcar en la sangre. Esto significa que comer un pedazo de fruta no agrega la misma cantidad de glucosa a su torrente sanguíneo tan rápido como comer una cantidad igual de carbohidratos como el arroz, el puré de papas o el pan.

Es cierto también para el azúcar de la leche (lactosa), que se compone de 1 molécula de galactosa y 1 molécula de glucosa. El hígado debe procesar más la galactosa antes de que pueda elevar el azúcar en la sangre. La profesión médica ha hecho un trabajo muy pobre al educar a las personas porque no se ha demostrado que el azúcar natural aumente la incidencia de complicaciones en la diabetes tipo 2. De hecho, la profesión médica puede haber contribuido involuntariamente a crear una cultura predominante en la que las personas temen los azúcares naturales provenientes de fruta naturales.

Los azúcares naturales

Maltosa ● ● = 2 glucosas

Sacarosa ● ▲ = 1 glucosa + 1 fructosa

Lactosa ● ★ = 1 glucosa + 1 galactosa

La mayoría de los azúcares naturales son dos moléculas individuales de azúcar enlazadas, como se muestra.

La experiencia humana con el azúcar natural comenzó cuando nuestros ancestros cazadores-recolectores experimentaron la dulzura de los frutos del bosque y las frutas, posiblemente porque el sabor dulce indicaba que la comida estaba en buen estado para comer. Nuestra experiencia personal con el sabor dulce comienza cuando éramos bebés y consumíamos lactosa (el azúcar de la leche) o azúcar regular. Cuando cualquiera de estos azúcares entra en contacto con las papilas gustativas del sabor dulce en la boca, envía señales al cerebro y produce la sensación de dulzura.

Debido a que hay algo de glucosa en los azúcares naturales, el cerebro causa la liberación de insulina del páncreas. Esto desencadena la transferencia de glucosa, que ya está en la sangre, a las células del cuerpo para dejar espacio a la glucosa que se espera sea absorbida desde el intestino. La elevación del azúcar en la sangre después de la digestión y la absorción de los alimentos reconfirman al cerebro que la glucosa se ha recibido como se esperaba, se evitó el estado de hambruna y el combustible en forma de glucosa está disponible para uso inmediato o futuro. A través de la repetición de esta experiencia, cuando cualquier tipo de azúcar estimula las papilas gustativas del sabor dulce, produce una respuesta agradable porque su cerebro tiene una experiencia de satisfacción aprendida basada en el valor nutritivo. Con el tiempo, el cuerpo asocia el sabor dulce con la inminente llegada de glucosa a la sangre. Esto es como recibir un cheque de pago. Por experiencia, usted sabe lo que representa — pronto estará disponible el dinero en su cuenta bancaria.

En resumen, comer un pedazo de fruta para el desayuno o un postre no produce el mismo impacto inmediato de glucosa en su sangre que comer un producto a base de granos como pan tostado, panecillos, pasteles o queque, por lo que es efectivamente más saludable para usted.

Utilidad de los edulcorantes sin calorías

Muchas personas creen que el uso de edulcorantes sin calorías les ayuda a reducir la ingesta de energía de los azúcares naturales en los alimentos. Sin embargo, hay muchas razones por las que ésta es una idea engañosa y contraproducente.

En primer lugar, ciertas moléculas de edulcorantes sin calorías actúan a través de un receptor separado en las papilas gustativas de la lengua para enviar señales al cerebro. Estas moléculas no contienen ninguna energía que el cuerpo pueda usar, pero el cerebro genera una sensación de dulzura que podría interpretarse como una entrada de energía en el cuerpo, basada en experiencias previas con la sensación dulce de azúcares naturales como la lactosa, la sacarosa y maltosa. El cerebro, naturalmente, espera que pronto se absorba la glucosa, pero cuando no ingresa al cuerpo, el cerebro puede confundirse y, en última instancia, cambiar su interpretación de la sensación de dulzura. Esto es como depositar su cheque de pago sólo para descubrir que el cheque no representa dinero alguno porque la cuenta bancaria del emisor no tenía fondos suficientes. Después de esa experiencia, comienza a no darle importancia a ningún cheque futuro que reciba de ese emisor.

La incapacidad del cerebro para predecir con precisión lo que debería suceder con sus niveles de glucosa en la sangre después de que las papilas gustativas dulces hayan sido estimuladas por edulcorantes artificiales podría hacer que malinterpreten el consumo de carbohidratos reales durante una comida. Esta mala interpretación puede retrasar la señal de satisfacción que se produce cuando se reduce la intensidad del placer de disfrutar la comida— un factor importante en la regulación de la ingesta de alimentos durante una comida, tal como lo aprendió.

En segundo lugar, basado en la falsa suposición de se está portando "bien" cuando utiliza el dulce de un edulcorante sin calorías para comer más de una porción de carbohidratos, está siendo "poco inteligente y demasiado tonto" porque el azúcar de su sangre puede aumentar. Más alto de lo que usted se puede imaginar.

En tercer lugar, el uso prolongado de un edulcorante sin calorías podría hacer que no aprecie completamente la sensación de dulzura cuando consume comestibles naturalmente dulces como las frutas. Para compensar, podría eventualmente comenzar a agregar edulcorantes sin calorías a éstos, creando un síndrome en espiral de "no está lo suficientemente dulce". Si pone dos cucharaditas de azúcar en la boca, la dulzura que experimenta no es el doble de una cucharadita de azúcar. Este efecto es como el comportamiento de tus otros sentidos. Por ejemplo, diez personas que cantan la misma nota no serán percibidas como diez veces más altas que una persona que canta la nota. En otras palabras, la sonoridad no aumenta proporcionalmente con el número de personas que cantan. De la misma manera, una vez que se acostumbre a la intensidad del dulzor de un edulcorante sin calorías, el sabor del azúcar natural en las frutas puede no percibirse como un dulzor adecuado debido a la forma en que funciona su mecanismo de percepción del gusto.

Un cuarto problema con los edulcorantes sin azúcar es que a menudo se sustituye por azúcar en las recetas de dulces como los postres hechos con harina de grano. Esto lleva a la gente a creer que está bien comer estos alimentos ya que no contienen azúcar. Sin embargo, la mayoría de los postres también están cargados de calorías de mantequilla, crema, nueces y otros ingredientes. En este caso, el propósito de comer dulces con edulcorantes sin calorías y sin azúcar agregada para reducir la ingesta de energía es derrotado por la presencia de otros nutrientes energéticos.

Otro problema más es que el uso de edulcorantes sin calorías puede estimular indirectamente el deseo de consumir carbohidratos complejos cuando el cerebro percibe una disminución significativa del azúcar en la sangre. En el pasado, el cerebro creía que podía esperar una absorción de glucosa poco después de experimentar la sensación dulce. Pero el significado del sabor dulce ha sido usurpado. Por lo tanto, su cerebro puede pedirle que coma un carbohidrato complejo para compensar la falta de glucosa, ya que la sensación en la boca del carbohidrato complejo y la expectativa de llegada de glucosa a la sangre se mantienen intactas. Esto puede convertirse en un ciclo de consumo de alimentos endulzados sin calorías seguidos de un deseo por los carbohidratos reales y un mayor riesgo de diabetes tipo 2. [6]

Evitar las bebidas con alto contenido de azúcar

Existe una invasión literal de bebidas producidas, en la actualidad, con azúcar agregada o jarabe de maíz con alto contenido de fructosa, la mayoría en forma de refrescos y bebidas azucaradas. Es posible que no se dé cuenta de la enorme cantidad de azúcar en muchas de estas bebidas. Mientras que un vaso de leche de ocho onzas contiene aproximadamente tres cucharaditas de azúcar natural, hay ocho cucharaditas de azúcar en una lata de agua gaseosa común.

Le recomiendo que se aleje de los refrescos y las bebidas con azúcar agregada o jarabe de maíz con alto contenido de fructosa para reducir la ingesta de carbohidratos.

Cervezas, vinos y licores destilados

Por lo general, las cervezas, los vinos y los destilados contienen entre un 3% y un 40% de etanol (alcohol) en volumen. Las moléculas de alcohol que usted consume sufren un cambio en el hígado. Los químicos resultantes se pueden insertar en la misma línea metabólica que utiliza la glucosa para la producción de energía. Esto significa que las moléculas de glucosa que normalmente se habrían utilizado para la producción de energía no se utilizarán, dejándolas en el hígado o en el torrente sanguíneo. Además, las cervezas y los vinos también contienen azúcares que aportan glucosa. Esto explica por qué el cuerpo puede convertir casi todo el exceso de glucosa en grasa para almacenarlo en las áreas disponibles — como la barriga cervecera — además de contribuir a un alto nivel de azúcar en la sangre.

Cuando las personas beben alcohol, especialmente en un entorno social, también tienden a consumir algo que contiene carbohidratos. Esto significa que el consumo de alcohol puede ser un doble golpe para su consumo de carbohidratos si usted es pre-diabético o diabético.

Tenga una dieta variada, no una dieta "balanceada"

El concepto de tener cualquier tipo de dieta es diferente en este libro, porque no creo que las personas puedan seguir una dieta estricta con algún grado de consistencia. Aparte de evitar los granos tanto como sea posible, no le ofrezco otras reglas específicas a seguir en cuanto a qué comer. Desde mi punto de vista, cuanto más variada sea su dieta, más posibilidades tendrá de suministrar a su cuerpo toda la gama de nutrientes que los humanos necesitan, incluidos glucosa, aminoácidos, ácidos grasos, vitaminas y minerales. Cada célula del cuerpo requiere múltiples nutrientes para sobrevivir, mantener sus funciones internas y crear productos como enzimas, hormonas y proteínas. No es la presencia de un solo nutriente lo que produce el efecto biológico único de una célula, sino una mezcla específica de nutrientes en el líquido que rodea cada célula y la disposición de la célula para responder. Lo que se necesita es una dieta que cambie con las necesidades nutricionales del cuerpo.

Por lo tanto, si tiene una tendencia a comer los mismos alimentos una y otra vez, amplíese y pruebe nuevas frutas, verduras, especias y carnes. Varíe su menú utilizando los productos más frescos disponibles según la temporada, ya que los alimentos frescos que se consumen en la temporada aún contienen la mayoría de sus nutrientes. Pruebe nuevas recetas donde los ingredientes se mezclan de manera diferente para crear varias combinaciones de nutrientes en los alimentos que consume. Piense en la comida como una oportunidad para explorar la gran diversidad de nutrientes disponibles para la humanidad.

Desafortunadamente, la ciencia nutricional de hoy se ha adherido del concepto de comer una "dieta balanceada". Como se entiende actualmente, una dieta balanceada se basa en comer una variedad de alimentos dentro y entre los "cinco grupos de alimentos" para obtener todos los nutrientes que necesita el cuerpo. Se recomienda equilibrar cada tipo de alimento, eligiendo, por ejemplo, los alimentos que son bajos en grasa si ya ha consumido algo alto en grasa. Se supone que usted debe moderar el tamaño de las porciones para que pueda disfrutar de todos los alimentos que le gusten a la vez que controla la ingesta de calorías y la cantidad total de grasas, grasas saturadas, colesterol, azúcares y sodio. Las cantidades de las porciones se determinan según el contenido promedio de nutrientes en los alimentos y el promedio de utilización diaria de los mismos nutrientes en el cuerpo de acuerdo con la edad, sexo y nivel de actividad, a partir de los dos años o más.

El problema con esta propuesta, una dieta equilibrada, es que la cantidad de nutrientes actualmente recomendada para la ingesta durante cada día y cada comida es un promedio calculado según los estudios científicos de las cantidades reales que las personas consumen durante un período de tiempo. Aunque puede ser útil tener algún tipo de recomendación basada en promedios de diferentes estudios, es sólo un promedio aproximado. La cantidad real de nutrientes que la mayoría de las personas consumen durante las comidas suele ser muy diferentes.

Además, los promedios no son muy fiables. La precisión de los promedios de la investigación sobre nutrientes depende de la calidad con que se controlan las condiciones del estudio, si las personas del estudio ya tienen el nutriente en estudio en su sistema y, si es así, a qué nivel y la concentración del nutriente en el alimento consumido. En mi opinión, la aplicación de una recomendación a cualquier individuo específico es sospechosa porque las personas no viven en entornos controlados.

Sus necesidades nutricionales dependen completamente de su situación individual, que cambia día a día. Un día puede tener un horario ocupado de 16 horas, lleno de actividad y estrés. Después de eso, su cuerpo puede tener deficiencias de ciertos nutrientes necesarios para producir más hormonas del estrés. Otro día, puede hacer ejercicios físicos intensivos y su cuerpo tendrá deficiencias en los minerales y las vitaminas utilizadas para producir energía. Debe tener en cuenta estas diferentes circunstancias en su vida diaria. Es casi imposible sugerir una dieta equilibrada basada en el uso diario promedio en estas condiciones.

Coma y Disfrute sin Diabetes

ESTE PASO ESTÁ DIRIGIDO a ayudarlo a mantener bajo el nivel del azúcar en la sangre después de haberlo reducido utilizando los siete pasos descritos anteriormente.

Al intentar no consumir nutrientes en exceso para su necesidad inmediata, debe poder proporcionar al cuerpo los nutrientes necesarios para una función óptima. Diferentes órganos en el cuerpo requieren diferentes nutrientes. Esto significa que las necesidades de nutrientes del cuerpo varían de una sensación de hambre a otra.

Sin embargo, cuando tienen hambre, los bebés de todos los tipos— aves, animales y humanos— comen los alimentos que disfrutan y obtienen los nutrientes necesarios para el crecimiento y desarrollo normales. Su cerebro, utilizando las sensaciones del placer como mecanismo de control da inicio el acto de comer y lo considera por terminado cuando se reduce la intensidad de la sensación de placer. En otras palabras, los bebés dejan de comer cuando la comida no es tan agradable en relación con lo que era cuando empezaron a comer. Esto, por supuesto, no significa que no pueda disfrutar de un nuevo alimento, como un postre, incluso después de haber ingerido una comida completa. Esto se debe a que su cerebro detecta algunos nutrientes en los alimentos nuevos que el cuerpo podría usar en ese momento.

¿Hay alguna prueba de que su cerebro sepa que necesita nutrientes específicos y lo induzca a comerlos? ¿Hay alguna evidencia que sugiera que los humanos tienen un mecanismo sofisticado para seleccionar entre varios alimentos naturales y consumir cantidades suficientes para satisfacer las necesidades de nutrientes de un cuerpo en crecimiento, activo y cambiante?

La respuesta es sí. La evidencia proviene de un experimento que se llevó a cabo hace más de 70 años con bebés recién destetados de la leche materna y que recibieron una amplia selección de alimentos para elegir por su cuenta, sin la ayuda de ningún adulto. En este experimento, se demostró que los bebés eligieron naturalmente una variedad de alimentos que proporcionan todos los nutrientes que sus cuerpos necesitan para mantenerse sanos y en desarrollo.

Si bien podemos sentirnos tentados a pensar que los bebés elegirían el mismo alimento una y otra vez, o podrían virar hacia alimentos dulces o salados, o podrían no comer lo suficiente o demasiado, este experimento mostró que *los bebés parecen elegir sus alimentos de acuerdo con sus necesidades de nutrientes, no sólo por su preferencia de sabor*. El experimento parece verificar que el cerebro realmente tiene un mecanismo para controlar los niveles de nutrientes en el cuerpo, evaluar qué nuevos se requieren y detener la ingesta de alimentos a medida que se satisfacen las necesidades

Resumen del experimento

Entre las guerras mundiales I y II, la Dra. Clara Davis realizó un experimento con 15 bebés, de seis a once meses de edad. [7] A ninguno de los bebés se les había dado alimentos que no fueran leche de fórmula o leche antes del estudio. Se eligió esta edad porque los niños no tenían experiencia con los alimentos para adultos y no tenían prejuicios ni prejuicios preconcebidos sobre ellos. Los niños permanecieron en el programa durante seis meses a seis años.

Cuatro bebés estaban con bajo peso, lo que sugiere que no habían estado recibiendo una nutrición adecuada. Cinco tenían raquitismo, una condición médica debido a la ingesta inadecuada de nutrientes como la vitamina D y / o el calcio.

A los niños se les presentó una selección de 34 alimentos diferentes, tanto de origen animal y vegetal. Se sabía que estos productos contenían todos los nutrientes necesarios, como proteínas, grasas, carbohidratos, vitaminas y minerales que los humanos necesitan para sobrevivir. Se hicieron estas selecciones porque, por lo general, se podían conseguir durante todo el año. La selección Incluían sólo lo siguiente:

Agua; leche cruda de grado A y leche cultivada; sal de mesa; manzanas crudas, plátanos, pedazos de naranja o jugo de naranja; piña fresca bien cortada o molida; melocotones finamente cortados y pelados; Tomates finamente cortados y pelados; remolacha (betabel, beterraga), nabos, coliflor, lechuga y espinacas cortadas o molidas; papas al horno y plátanos; Manzanas cocidas, zanahorias, guisantes (arvejas), y repollo cortado o molido. Avena en pedazos y trigo (molido y sin procesar) se sirvieron crudos. Harina de avena, harina de maíz (amarillo) y cebada (granos enteros) se cocinaron dos veces durante tres horas. Para preparar los granos, se cocinó una taza de cereal con cinco tazas de agua. Se ofrecieron crackers (galletas de agua) hecho de harina integral de centeno y agua con un uno por ciento de sal común. Las carnes eran carne de res y chuleta de cordero, de la que se eliminó el 50% de la grasa antes de moler y asar sin pérdida de agua. También se ofreció médula ósea cocida, al igual que la gelatina de hueso al hervir cinco libras de huesos de ternera en tres cuartos de galón de agua hasta que se redujo a un cuarto. Pollo, panes dulces, sesos, hígado y riñones se cortaron finamente y se cocinaron al vapor en ollas con tapa. También se ofreció pescado (eglefino) finamente cortado o molido, cocinado a vapor en una olla con tapa, al igual que los huevos crudos y escalfados.

Todos los alimentos se prepararon de la manera más simple posible, sin mezclar y sin alterar, excepto en algunos casos cocinando de la manera más sencilla. Algunas comidas fueron servidas crudas y cocidas. La cocción se realizó sin la pérdida de sustancias solubles y sin la adición de sal o condimentos. Cada alimento, incluida la sal, la leche y el agua, se sirvió en un plato separado en una bandeja.

Los infantes eran libres de comer con los dedos o de cualquier forma que pudieran. Si un bebé consumía una porción completa de un artículo, el tamaño de la porción aumentaba en la siguiente alimentación para asegurar que cuando quedaba algo, significaba que el bebé había comido todo lo que deseaba.

Los infantes estaban sentados en sillas en una mesa baja. Todos los alimentos se colocaron frente a los bebés en una bandeja regular sin ningún orden en su disposición. La bandeja se colocó sobre la mesa baja. Se proporcionaron dos cucharaditas, una para que el bebé intente usarla cuando lo desee, la otra para la enfermera que se sentó al lado del niño. La enfermera no ofreció comida directamente o por sugerencia. Sólo cuando un bebé elegía un plato, ya sea alcanzando o señalando, una enfermera le ofrecía una cucharada y sólo si el bebé abría la boca para esa comida se colocaba la comida. Cuando el niño definitivamente había terminado de comer, generalmente entre 20 y 25 años minutos, los alimentos fueron retirados.

Durante el transcurso del experimento, los infantes se sometieron a exámenes físicos regulares, análisis de sangre, análisis de orina y exámenes de rayos X. Ellos fueron observados si habían cambios en el apetito, evidencia de malestar o dolor abdominal después de comer, vómitos, estreñimiento o diarrea. Las heces fueron examinadas en busca de alimentos no digeridos.

El estudio encontró que ningún infante no logró manejar su propia dieta. Todos ellos mantuvieron buen apetito. Los bebés a menudo celebraban la llegada de sus bandejas saltando hacia arriba y hacia abajo, y mostraban impaciencia mientras se ponían sus baberos. Una vez colocados en la mesa, después de mirar la bandeja, generalmente se dedicaban a comer durante 15 o 20 minutos. Cuando su hambre se moderó, comieron de forma intermitente durante otros cinco o diez minutos, jugando un poco con la comida, tratando de usar la cuchara y ofreciéndole pedacitos a la enfermera.

Ninguno de los bebés dio evidencia de malestar o dolor abdominal después de comer o estuvo estreñido. Excepto en presencia de infección parenteral, no hubo vómitos ni diarrea.

No había ninguna pista sobre qué influía a los bebés en la elección de los alimentos que probaban y si la elección era aleatoria o si les atraía el color o el olor. Quedó claro que después de las primeras comidas, los alimentos más deseados fueron reconocidos y elegidos rápidamente. Los bebés alcanzaron sin dudar y sin importar dónde se encontraba el alimento deseado en la bandeja, ignorando otros alimentos que estaban más cerca o de un color más brillante. Cada niño, al principio, eligió algunos alimentos que escupió después de probarlos. El bebé no volvió a elegir estos alimentos, lo que demuestra que incluso a esta edad, los bebés desarrollan gustos específicos.

Cada infante terminó con una dieta única, diferente de cualquier otro bebé. Ninguna de las dietas fue predominantemente de cereales y leche, con cantidades más pequeñas de fruta, huevos y carne, lo que generalmente se considera una comida óptima para este grupo de edad. Sus gustos cambian de forma impredecible de vez en cuando. A pesar de que mostraban preferencias decididas, resultó imposible predecir lo que un niño comería en una comida determinada. Incluso el consumo diario de leche varió de 11 a 48 onzas. Comían sal sólo ocasionalmente, a menudo escupiendo, ahogándose y / o llorando amargamente después de ponerla en la boca, pero nunca la escupían y frecuentemente regresaban por más, repitiendo las mismas reacciones.

Uno de los resultados más sorprendentes fue que las comidas a menudo consistían en extrañas combinaciones según los estándares de los adultos. Por ejemplo, un desayuno de jugo de naranja e hígado, una cena de huevos y leche. Se observó una tendencia en todos los bebés a comer ciertos alimentos en olas, es decir, después de comer cereales, huevos, carnes o frutas en cantidades pequeñas o moderadas durante varios días, un bebé lo seguiría con un período de una semana o más tiempo en el que un alimento o clase de alimento se comía en cantidades cada vez más grandes hasta llegar a consumirlas en cantidades asombrosamente grandes. Después de esto, las cantidades disminuirían al nivel anterior.

Los bebés no mostraron una clara preferencia entre los alimentos crudos y los cocinados. No se observaron intentos de mezclar alimentos o verter leche sobre ninguno. Por lo general, se tomaban varios alimentos sólidos en cada comida y los líquidos —leche, jugo de naranja y agua— se bebían a intervalos durante el transcurso de la comida, como es costumbre en los adultos.

El promedio diario de calorías consumidas en las dietas se encontró dentro de los límites establecidos por las normas científicas nutricionales para la edad y el peso corporal del bebé, excepto en los pocos casos en que los bebés que estaban desnutridos antes del destete excedían la norma cuando ingresaron al estudio.

Cinco bebés tuvieron raquitismo cuando ingresaron en el estudio, lo que refleja una deposición defectuosa de calcio durante la formación ósea. Dado que la vitamina D desempeña un papel importante en la formación ósea, el Dr. Davis decidió poner aceite de hígado de bacalao, una fuente rica de vitamina D, en las bandejas junto con otros alimentos. Un niño con raquitismo bebió voluntariamente 178 cc. de aceite de hígado de bacalao puro y 80 cc. de leche de bacalao incorporada al hígado en 101 días. Aproximadamente cuando el calcio y el fósforo de la sangre alcanzaron niveles normales y las radiografías de los huesos mostraron que el raquitismo había sanado, dejó de beberlos.

Independientemente de su condición al momento de ingresar al estudio, dentro de un período razonable, la nutrición de todos los bebés mejoró con base en el examen físico, análisis de orina, hemogramas y radiografías de los huesos. El pediatra examinador comentó que eran un excelente grupo de niños tanto desde el punto de vista físico y de comportamiento.

Las sorprendentes conclusiones del papel del cerebro en nuestros hábitos alimenticios

Si bien este estudio se realizó hace más de 70 años, los resultados parecen confirmar que los humanos tienen un mecanismo regulador natural en el cerebro que nos ayuda a saber qué debemos comer para obtener nuestros nutrientes requeridos. Por ejemplo, comer un alimento en un volumen cada vez mayor durante unos pocos días y luego disminuir la cantidad muestra la presencia de un mecanismo que determina la elección y la cantidad consumida hasta que se satisfaga la necesidad inmediata de nutrientes. Las preferencias de sabor no parecían ser tan importantes entre los bebés como algún tipo de información reglamentaria que les dice qué alimentos necesita su cuerpo.

Incluso la necesidad de la sal del cuerpo se hizo evidente en el experimento. Si bien los bebés expresaron invariablemente su disgusto por comer sal cruda, la consumieron voluntariamente, incluso cuando otro alimento con menos sal y una palatabilidad más obvia, galletas naturales, estaba fácilmente disponible. Esto sugiere la presencia de un mecanismo para elegir un alimento con la concentración máxima del nutriente necesario, la sal, de entre los elementos disponibles.

También parecería que el único niño con raquitismo que ingirió voluntariamente aceite de hígado de bacalao valida la presencia de un mecanismo regulador sofisticado capaz de controlar los niveles de nutrientes dentro del cuerpo e incluso identificar los nutrientes necesarios para curar un defecto específico. Después de consumir aceite de hígado de bacalao por primera vez, la decisión del bebé de seguir consumiéndolo parece mostrar que el cerebro podría identificar que el alimento tiene el nutriente que necesitaba y luego controlar la cantidad de nutriente necesaria para consumir hasta que se curara el raquitismo.

Aplicabilidad del experimento a adultos de hoy en día

Si usted acepta que este experimento es una prueba de cómo el cerebro controla y regula la ingesta de nutrientes en los infantes, es lógico que exista este mecanismo regulador en los adultos. No hay evidencia que sugiera que cualquiera de nuestros mecanismos reguladores naturales en el cuerpo se pierda a medida que crecemos. Por ejemplo, el mecanismo de nuestro cuerpo para regular la ingesta de agua a través de nuestra sensación de sed no parece desaparecer a medida que crecemos de la infancia a la adultez. Nuestro mecanismo para regular la respiración sigue siendo el mismo entre la infancia y la edad adulta, según la concentración de oxígeno en la sangre, la necesidad de exhalar dióxido de carbono y la necesidad de mantener la acidez adecuada de la sangre.

Por lo tanto, cuando el cerebro adulto sabe que nos faltan nutrientes, nos indica con el mismo mensaje claro que teníamos cuando éramos niños: "Tengo hambre y esto es lo que necesito comer".

Volviendo a la forma de comer de cuando era "infante"

En esencia, lo que estoy sugiriendo es que vuelva a esta forma de comer de "infante". Cuando era un infante, sabía que en las comidas experimentaba el placer de comer. Un niño pequeño come basándose en la sensación de hambre y no puede apresurarse, incluso cuando se le anima a acelerar el proceso. La cantidad que comió de niño se basó en su propia satisfacción, a pesar de las tentaciones o amenazas de los padres o cuidadores. Viviendo en el presente, la forma de existencia física del niño pequeño es también la forma natural en que los adultos pueden revertir la diabetes.

Por supuesto, tendrá razón al decir que ahora es un adulto con desafíos que no se limitan a satisfacer las necesidades de un cuerpo físico como lo hizo cuando era un niño pequeño. Por supuesto, usted tiene responsabilidades relacionadas con aprender una habilidad, ganarse la vida, relaciones, obligaciones familiares, desafíos mentales y emocionales, etc.

Sin embargo, las personas a menudo tienden a hacerse ilusiones o promesas exageradas de lograr atributos físicos como una forma corporal delgada y atractiva, o una pérdida de peso en una cantidad determinada en un corto período de tiempo, como lo demuestra el éxito financiero de los programas comerciales para perder peso. Puede ser un desafío no ser víctima de las modelos de vida que le lanzan los anuncios y el marketing.

Para contrarrestar esto, le invito a recordar siempre: una vez fue, como los niños pequeños en el experimento, un ser de aprendizaje vibrante. Aunque ahora existe en un universo creado en su mente basado en sus propias experiencias a medida que creció a la adultez, sus capacidades mentales y emocionales, especialmente aquellas relacionadas con su ingesta y placer por los alimentos, aún son muy similares en estructura y función a su niñez. Todos ellos son susceptibles a ser reactivados.

Permítame decirle cómo puede volver a comer como un niño pequeño, prestando atención a sus señales de hambre y saciedad, y no comer excesivamente por estrés, necesidades emocionales u otras razones que, en última instancia, hacen que aumente de peso y aumente su nivel de azúcar en la sangre.

Comer despacio y conscientemente

Este consejo puede parecerle pasado de moda, pero es realmente la base de volver a aprender a comer para la salud. Elegir los alimentos correctos y apreciar la nutrición en ellos es análogo a apreciar los colores y las formas que hacen que una pintura sea visualmente atractiva. Sentir la mezcla de nutrientes en su boca es como escuchar de cerca las ondas de sonido de diferente duración, velocidad y agrupación que golpean su tímpano en una secuencia ordenada y hacen que la música sea agradable.

Los nutrientes son los elementos que activan las maravillosas señales utilizadas por su cerebro para crear su sentido de placer durante una comida. Los nutrientes ingresan en su boca como una mezcla de variedad y concentración impredecibles en cada alimento. Comer lentamente les da más tiempo a sus señales para llegar a su cerebro. En resumen, cada comida debe ser un evento placentero y anticipado, y comenzar una comida en respuesta a la sensación de hambre es la mejor manera de asegurarse de ello.

Se sorprenderá, a medida que pasa los 40 años, la poca comida que necesita durante una ingesta de comida determinada para mantenerse hasta la próxima, a menos que su trabajo requiera actividad física intensa. Pero mientras necesita menos alimentos, todavía necesita la misma calidad y diversidad de nutrientes que cuando era más joven. Nadie más que usted puede saber sus necesidades inmediatas de nutrientes, ya que dependen de sus actividades y de su alimentación anterior, debe confiar en sus propios mecanismos internos de monitoreo y medición para asegurarse de consumir la cantidad adecuada de nutrientes durante las comidas. Esto significa que su capacidad para evaluar la nutrición de su comida es directamente proporcional a la cantidad de tiempo que los nutrientes permanecen en contacto con sus receptores del gusto y el olfato. Mientras más tiempo mantenga los nutrientes en contacto con ellos, su cerebro recibirá más señales— y más disfrutará de los alimentos que tendrá. En resumen, reducir la cantidad de alimentos que consume no tiene por qué traducirse en menos placer de comer.

Su misión en una comida debe ser comer lo que disfruta
y, lo que es más importante, disfrutar lo que come.

El objetivo principal de estos consejos ha sido ayudarle a aprender a dejar de comer cualquier tipo de comida cuando tu cuerpo no necesita la nutrición real. Puede comprobar esto escuchando atentamente las señales de hambre y satisfacción de su cerebro. Pregúntese cuándo se siente tentado a comer algo: "¿Estoy comiendo porque tengo hambre? ¿O estoy comiendo por alguna otra razón?"

Una vez que comience a comer, puede evaluar que ya no necesita seguir ingiriendo la comida restante de su plato tan pronto como la intensidad de su placer al comerla disminuya. Al prestar atención a sus mecanismos naturales de control para dejar de comer y al tratar de cambiar su comportamiento aprendido anteriormente de comer hasta sentir el estómago lleno, comenzará a vaciar sus células de grasa, perder peso y comenzar a vivir una vida saludable y libre de diabetes.

Déjame hacer una analogía para comer consciente y lentamente. Imagínese a usted mismo entre un grupo de personas dispersas dentro de una habitación cerrada de 3 por 3 metros. Alguien libera una fragancia en la habitación desde un recipiente oculto. En unos segundos, sabrá la naturaleza y la concentración de la fragancia, independientemente de su ubicación en la habitación. Unas pocas moléculas del perfume extraído del aire que respira son suficientes para que su cerebro conozca las propiedades del perfume. De manera similar, la asociación de sólo varias moléculas con los receptores del gusto y el olfato es todo lo que necesita el cerebro para apreciar los nutrientes que se ingieren. Dicho de otra manera, no hay razón para ingerir mucha comida sin disfrutarla realmente. El antídoto para esto es convertirse en un comensal consciente, disfrutar más de lo que come y reducir la ingesta de alimentos que no se disfrutan.

¡Analice el porqué desarrolló patrones de alimentación rápida y cámbielos!

Si reflexiona sobre tu vida, estoy seguro de que admitirá que la mayoría del tiempo no come lentamente. En nuestras vidas aceleradas, tendemos a comer muy rápido. Las personas que trabajan a menudo engullen el desayuno y el almuerzo, algunos mientras conducen o se sientan en un escritorio en el trabajo. Incluso los horarios de la cena familiar pueden ser agitados, ya que los padres son presionados para tener la comida en la mesa después de regresar a casa del trabajo para que los niños tengan tiempo para hacer la tarea u otras actividades. En mi experiencia, la mayoría de las personas no invierten el tiempo suficiente para saborear realmente su comida, masticar lentamente y prestar atención a las señales de su cuerpo.

Comer rápido no es una forma natural de comer. Si observa a los bebés que succionan el pecho o un biberón, por lo general, van lentamente, comienzan y se detienen varias veces durante la alimentación. El contacto físico con la madre y la disponibilidad de leche tranquilizan y agradan al bebé. Cuando se introduce alimentos sólidos a los bebés, comienzan a sentir los diversos sabores en sus papilas gustativas y receptores de olor. Comienzan a establecer sus preferencias alimentarias.

Los hábitos alimenticios, las actitudes y las sensaciones inconscientes sobre los alimentos se crean en esta etapa de la vida. Por supuesto, estos hábitos tempranos luego son influenciados por la familia y las culturas nacionales, ya que las elecciones y los sabores de los alimentos se transmiten de generación en generación y se fortalecen mediante la asociación con rituales y hábitos alimenticios en su país. Pero no importa en qué cultura crezcan, la mayoría de los niños todavía comen lentamente. La clásica advertencia de los padres de todo el mundo es decirle a su hijo "Apúrate y termina tu comida".

Para los adultos, el cambio a comer rápido ocurre por diferentes razones en diferentes momentos. Es posible que haya comenzado a apresurarse en las comidas durante los años de su infancia para poder correr afuera a jugar con los amigos. Es posible que haya empezado a comer rápido en la escuela secundaria o la universidad para poder hacer la tarea o pasar tiempo en el teléfono o la computadora con un novio o novia, o simplemente ir a su habitación para evitar a tus padres. O podría haber comenzado ya de adulto cuando comenzó a laborar en un trabajo real y se encontró bajo presión para dedicar su hora de almuerzo (o sólo 30 minutos para muchas personas) a trabajar en lugar de disfrutar de su comida.

Poco a poco, la mayoría de los adultos comienzan a adaptarse a comer rápido todo el tiempo, prestando cada vez menos atención a la elección de los alimentos y las reacciones de su cuerpo ante ellos. Se hunden en horarios de trabajo que les dan poco tiempo para comer. La falta de tiempo y la presión para hacer las cosas a menudo los obligan a tomar bocados más grandes para terminar rápidamente una comida. Los mismos factores también hacen que aceleren la velocidad de masticación y que la traguen rápidamente, lo que a menudo llamamos "engullir" la comida. Con familias ocupadas, muchos adultos a menudo almuerzan o cenan solos con poca oportunidad de "cenar" y disfrutar de una comida lenta mientras conversan. Los restaurantes de comida rápida se convierten en parte de la rutina semanal de muchos adultos, y el término "rápido" se aplica no sólo a la rapidez con la que reciben su comida, sino a la rapidez con la que la consumen.

Otra consecuencia de comer rápido es que cambia su sensibilidad a las señales de su cuerpo para dejar de comer. En sus días de juventud, era probable que respondiera con más frecuencia a las señales sensoriales que salían de su boca. Cuando su cerebro decidió que había obtenido suficientes nutrientes al consumir un artículo de comida para satisfacer las necesidades de su cuerpo, respondió al dejar de comer esa comida. Sin embargo, a medida que creció, es posible que haya comenzado a utilizar señales distintas a las que salen de su boca para terminar con el acto de comer. Si comía con frecuencia sin disfrutarla y sin prestarle atención, comenzaba a perder el contacto para saber cuándo detenerse. Con el tiempo, entrenó a su cerebro para pedirle que deje de comer sólo cuando finalmente sintió que su estómago estaba muy lleno, si no hinchado. Esto se convirtió cada vez más en una respuesta automática durante la hora de la comida para usted, a pesar de que sabía muy bien que estaba comiendo demasiado.

Todos estos hábitos han reorganizado las conexiones anteriores de su cerebro con respecto a los alimentos y han establecido nuevos que refuerzan la eficiencia, la velocidad y la practicidad por encima del deleitarse de los alimentos y el placer de nutrir su cuerpo. Hoy, cuando come demasiado rápido para disfrutar realmente de lo que come, siempre que deja limpio su plato al terminar su comida (o llega al postre más rápido), y cada vez que come sin tener hambre, al hacerlo, continúa reforzando estas conexiones neuronales y las transforman en la única forma de comer que llega a su cerebro. Como resultado, usted no es consciente de los altos niveles de carbohidratos, grasas, sal y azúcar que contienen los alimentos que consume porque simplemente no se toma el tiempo de saborearlos.

Lecciones sobre cómo comer despacio

El acto de comer lentamente consiste en tres etapas diferentes.

- Primero, experimenta las cualidades de la comida en la boca tomándose el tiempo para masticarla.

- En segundo lugar, usted decide si la comida sigue siendo atractiva para usted— antes, durante y después de masticarla.

- Tercero, usted pasa la comida.

Repita este proceso con cada bocado hasta que sienta que la comida ya no le brinda el mismo placer que cuando comenzó. Entonces ha terminado con tu comida.

La mejor manera de entrenarse en esta nueva forma de comer es concentrarse en la masticación. Cuanto más consciente esté de los movimientos de la mandíbula y la boca involucrados en la masticación, más experimentará y disfrutará la comida antes de que desaparezca por la garganta. Debe ser deliberado al masticar, sintiendo la fuerza de cada movimiento de masticación. Esto le permitirá concentrarse en las sensaciones generadas durante la masticación.

Su objetivo es, literalmente, probar y disfrutar cada bocado de comida que sienta en su boca. Cuando mastica con la intención consciente de experimentar sus nutrientes en el gusto y el olfato de los receptores, cambia completamente la experiencia de comer, en lugar de simplemente morder los alimentos, triturarlos por un segundo o dos con los dientes y luego pasarlos. Masticar lentamente deshace completamente los alimentos, creando nuevas capas de comida a partir de las cuales se pueden liberar los nutrientes que producen el sabor. Las proteínas en general y las carnes en particular requieren más masticación en comparación con los carbohidratos y las verduras cocidas.

Las enzimas que son segregadas por la glándula salival ayudan en este proceso. Algunos alimentos se mezclan con una enzima llamada *ptialina*, que descompone los carbohidratos complejos, liberando un azúcar de nombre maltosa. Los receptores de sabor dulce en la lengua no pueden detectar los carbohidratos complejos por sí solos, sólo la maltosa que se libera al masticar. Menos del 5 por ciento de todos los carbohidratos complejos que se consumen se verán afectados por la ptialina. Sin embargo, se puede liberar suficiente maltosa en la cavidad bucal para que puedan ser registrados por los receptores del gusto y eso es lo que su cerebro disfruta.

Otra enzima, llamada *lipasa*, descompone la grasa y libera sus moléculas. La agitación y el calentamiento de los alimentos durante la masticación permiten que los nutrientes asociados a la grasa fluyan hacia la parte posterior de la garganta, donde estimulan los receptores del olfato, que necesitan sólo detectar varias de las moléculas en cada bocado para registrar los olores y crear placer. Si saborea pollo cocido o a la plancha, carne de res o pescado al masticarlos lentamente, notará que su nariz se vuelve cada vez más sensible a los olores, contribuyendo a su placer de comer estos alimentos.

Apreciando la combinación de sensaciones de las texturas, la temperatura y el sabor o el "calor" de las especias, y las señales de olor en su nariz crean la experiencia completa de cada bocado de comida durante una comida. Confíe en su gusto y en los receptores del olfato para disfrutar de la calidad y determinar la cantidad de alimentos consumidos, lo que demuestra que usted está a cargo de su cuerpo.

Su sensación de disfrutar cada bocado de comida es el resultado de la construcción única del sistema de procesamiento de su cerebro. El cerebro compara lo que esperaba cuando creó la sensación de hambre frente a las señales generadas por sus receptores de gusto y olfato. Esta experiencia cambia en intensidad a medida que avanza la comida, generalmente el placer se incrementa al principio y luego desciende. La experiencia puede diferir de una comida a otra, según los diferentes alimentos que ingiera y los nutrientes que ingresa. Pero en general, esta progresión de gran disfrute a menor disfrute es lo que está buscando.

Pasar alimentos sin disfrutar su sabor es como tirar un plato delicioso por el desagüe sin probarlo. Sólo cuando la comida se mastica correctamente puede recibir y apreciar la gama completa de sus gustos, sabores y sensaciones.

Consejos adicionales para tener en cuenta

Cada vez que come, tiene la oportunidad de integrar esta nueva forma de comer en su cerebro. La clave para establecer un nuevo comportamiento alimentario es cambiar todos y cada uno de los elementos que definen sus procesos anteriores de comer. Puede forzar su cerebro a concentrarse en su nuevo comportamiento al reemplazar tantas prácticas que le recuerdan su antiguo patrón de alimentación por otros nuevos, como estos:

- Cuando toma bocados pequeños, puede apreciar mejor incluso si es más reducida la cantidad de alimentos que consume. Por lo tanto, ajuste el tamaño del bocado de su comida. Si sus bocados son de tal manera que necesita colocarlo a un lado de la boca mientras puede masticar sólo parte del bocado, ha comido demasiado.

- Siempre ponga comida en su lengua cuando la introduzca en su boca. Sienta la textura de la comida antes de comenzar a masticar. Esto le permite disfrutar de la comida desde el momento en que se la pone en la boca, ya que el placer de la comida comienza con la conciencia.

- Durante la comida, use su lengua para girar la comida alrededor de su boca. Este movimiento libera más sabor y nutrientes que producen sabor. Para registrar los nutrientes liberados con sensores de sabor, debe volver a poner la porción masticada de los alimentos en la lengua. Dependiendo de la textura, es posible que deba cambiar el resto de la comida al otro lado y repetir la masticación y la degustación hasta que haya disfrutado cada bocado de la comida. Si pasa la comida antes de disfrutarla, está derrotando el propósito de comer.

- Separe los distintos elementos de la comida para apreciarlos individualmente. Usted sabe por experiencia que puede disfrutar de la comida cortada como un fino papel, zanahorias, pepino o papas fritas cortados finamente, colocados en su boca. Cuando coloques una pila de cualquiera de estos en tu boca, sus papilas gustativas no entrarán en contacto con cada rebanada individual y la disfrutarás menos.

- Cambie lo que bebe para acompañar la comida para aumentar su conciencia de que está desarrollando nuevos hábitos de alimentación. Beba agua en lugar de su bebida habitual con la comida. Si ya está bebiendo agua con sus comidas, pruebe un tipo diferente, como agua filtrada, carbonatada, embotellado o tome agua tibia en lugar de fría.

- Si está consumiendo comidas picantes, tenga rebanadas delgadas de verduras frescas como pepino, zanahoria, nabo, rábano, jícama, etc., disponibles para comer entre los bocados. El agua de estos limpiará sus papilas gustativas mientras tiene la oportunidad de apreciar el sabor natural de cada una de ellas.

- Si tiene una silla o lugar favorito para sentarse a comer, cámbiela.

- Pruebe nuevas recetas en lugar de hacer las mismas una y otra vez.

- Utilice nuevos utensilios y un plato nuevo.

- Compre porciones más pequeñas de carne y pescado.

- En la medida de lo posible, sírvase el tipo y la cantidad de cada alimento que desee comer, en lugar de dejar que otra persona le sirva. Esto es para evitar la tentación de comer todo lo que se sirve y así evitar el desperdicio de alimentos o complacer al anfitrión. En caso de duda, servir pequeñas cantidades.

COMA COMO LOS EUROPEOS

Si alguna vez ha viajado a Europa, es posible que haya visto cómo los franceses, italianos, españoles, alemanes y escandinavos se toman el tiempo para los grandes almuerzos (su comida principal del día). Ya sea que coman en una cafetería, restaurante o en casa, se toman una hora completa para almorzar, comen despacio, bocado por bocado, mientras saborean la comida de verdad. En comparación con los que comen rápido, la mayoría de los europeos parecen tardar una eternidad en terminar su plato, aunque las porciones suelen ser más pequeñas de lo que los estadounidenses suelen servir. Piense en su próximo almuerzo o cena como un delicioso evento gastronómico en Italia o Francia.

Brinde al acto de comer todo su respeto y atención completa

Comer conscientemente se trata de centrar su atención sólo en la comida. Cuando las personas están pensando en otras cosas o mirando televisión, obliga a la parte consciente del cerebro a asumir el control, y el acto de comer se convierte en una tarea inconsciente.

Los estudios de resonancia magnética (IRM) de la actividad cerebral muestran que cuando las personas intentan concentrarse simultáneamente en dos tareas exigentes, la actividad cerebral total disminuye en lugar de duplicarse. Esto podría deberse a que el cerebro consciente se concentra en una actividad (por ejemplo, el trabajo o la televisión) al tiempo que delega la segunda (comer) al cerebro subconsciente. Si bien su cerebro es capaz de realizar múltiples tareas, este tipo de tareas no produce un rendimiento óptimo. Por ejemplo, si presta atención a la televisión o a una conversación de trabajo mientras come, la masticación y la degustación se transfieren a la parte subconsciente de su cerebro, que debería haber estado procesando las señales provenientes de los receptores de sabor y olor de su boca. Mientras tanto, la mente consciente está distraída y no puede tomar las mejores decisiones sobre su consumo de alimentos.

La evidencia de esto es contundente. El aumento del consumo de alimentos mientras se ve la televisión se ha identificado como uno de los principales contribuyentes a la obesidad. Cuando usted ve televisión, su cerebro recibe miles de mensajes cada segundo. Fuera de las múltiples señales que llegan de la boca, los ojos y los oídos que recibe el cerebro durante una comida mientras ve la televisión, el cerebro se ve obligado a seleccionar uno para prestar atención primaria, mientras escanea el resto de la información en busca de otros mensajes que podrían ser valiosos. A medida que cambian las imágenes en el televisor, su cerebro cambia constantemente la orientación de las señales que salen de la boca a las imágenes y sonidos que cambian rápidamente en la pantalla. De todos los aportes sensoriales en su cerebro, está programado para recibir mensajes con más fuerza a través de sus ojos. Si la mente no presta atención cuando prueba la comida, es como si no la hubiera probado y la cantidad de comida consumida está determinada por su mente subconsciente, como se acaba de explicar. Con episodios repetidos de alimentación combinados con distracciones que llaman la atención, comer en exceso se convierte en un comportamiento.

No importa cuánto se concentre durante la comida, otras cosas, como leer, escuchar una conversación intensamente u observar un evento, hacen que sea difícil regular su consumo en función de las señales sensoriales. La importancia de esto no se puede subestimar: intente comer sus alimentos en un ambiente tranquilo y pacífico sin distracciones para que pueda concentrarse conscientemente en lo que come, cómo sabe y cuánto está consumiendo.

La importancia de notar la intensidad del deleite de comer

Si comer se trata de ingerir nutrientes para la supervivencia del cuerpo, parar el consumo debe reflejar cuando su cuerpo ha recibido la cantidad suficiente de nutrientes que necesita. Sin embargo, esto lleva tiempo, dado que una comida normal consiste en varios grupos de alimentos, cada uno de los cuales contiene una mezcla de nutrientes. Esto significa que el cerebro no conoce completamente una evaluación precisa de la composición y concentración de los nutrientes consumidos hasta después de que el alimento se digiera y absorba por completo, un proceso que puede tomar horas. Por esta razón, el cuerpo proporciona otras señales de que es hora de para de comer.

Como aprendió anteriormente, la más importante de estas señales es el cambio de la intensidad del sabor de la comida en la boca. Esta es su pista para dejar de comer sin importar cuánto queda en el plato o la disponibilidad de más en la cocina. Para apreciar la disminución en la intensidad del placer relacionado con la comida que está consumiendo, debe ser consciente del placer de comer de la misma. Así es como le ayuda la alimentación consciente. Sólo cuando presta atención a la comida que está dentro de su boca puede apreciar la reducción del sabor de esa comida. La multitarea y las distracciones durante la comida evitan que su cerebro note la transición del disfrute a la falta de placer en lo que come.

No puedo darle consejos sobre cómo clasificar el deleite de la comida de una manera que pueda medirse. Hasta ahora, no existe ningún sistema para ayudar a los humanos a cuantificar y expresar con precisión el disfrutar de comer en números absolutos, como medir el "calor" en diferentes chiles (ajíes) o la temperatura de la carne medio cruda en comparación con la carne bien cocida. Necesita confiar en sus propios sentidos para aprender cuando la comida deja de ser placentera para usted mientras come.

El hecho de que casi cada bocado de comida que consume tiene múltiples nutrientes, cada uno estimulando los receptores del gusto y el olfato en diferentes concentraciones, hace que sea difícil notar cuándo cambia la intensidad del placer. Quizás la mejor escala que puede usar para evaluar la intensidad de disfrutar de la comida es comparar cada bocado consecutivo con el primero que tomó. A menos que preste mucha atención, perderá la disminución de la intensidad del sabor sobre el estímulo continuo de una comida, tal como lo haría cuando escucha música y trata de leer al mismo.

Si no está seguro de si podría estar sintiendo un menor gusto de su comida, tome un sorbo de agua después de ingerirla para que su cerebro tenga tiempo para evaluar la situación, especialmente después de comer carbohidratos complejos. El agua caliente limpia las papilas gustativas mejor que el agua fría. Cuando las papilas gustativas ya están ocupadas con nutrientes, no pueden aceptar nutrientes recién liberados en el siguiente bocado de comida. Lavar las papilas gustativas con agua destapa los poros del sabor para aceptar nuevas moléculas. Si no puede beber tanto, sólo tome un sorbo de agua cada dos minutos durante la comida. El objetivo no es llenar su estómago con agua, sino limpiar sus papilas gustativas para que pueda evaluar si el sabor de la comida todavía es agradable.

Tenga en cuenta que el agua potable no elimina las moléculas que ocupan los sensores del olfato en su nariz. Pero si exhala por la nariz, la corriente de aire desplazará las moléculas de nutrientes y las llevará afuera. Otra opción es tomar una bebida caliente, como el té caliente, ya que los vapores de la misma pueden crear un movimiento de aire caliente a través de la nariz, facilitando la eliminación de moléculas en los receptores del olfato.

Tomar vino también facilita la limpieza de los receptores del olfato debido a los vapores de alcohol. Sin embargo, no se sabe si el alcohol en el vino también limpia los receptores del sabor. Es posible que aquellos que saborean el vino e intentan hacer distinciones entre las uvas con las que se hizo y sus aromas y sabores únicos también prestan más atención a los alimentos que consumen. Al concentrarse en los cambios en el sabor debido a la presencia de acidez, sabor a fruta y amargor en cada vino, los conocedores del vino se vuelven aún más conscientes de las diferencias más pequeñas en el sabor de sus alimentos. Si el vino "combina" con la comida (lo que significa que se elige para complementar los sabores de la comida), muchas personas se vuelven aún más conscientes de las armonías entre los sabores y los olores en su boca.

Desarrolle el sentido de su gusto para que sea cada vez más preciso. Es posible que las estructuras de procesamiento en las neuronas de su cerebro son capaces de procesar señales con una diferencia mínima. La mayoría de las personas puede probar fácilmente la diferencia entre un melocotón y un albaricoque; una pera y una manzana; y mahi-mahi y tilapia. Pero también puede, con práctica, entrenarse para detectar las pequeñas diferencias entre las ciruelas y los pluots; las manzanas Fuji y Gala; y la trucha marrón y la trucha arco iris. Pruébelo y se sorprenderá de lo que son capaces sus receptores de gusto y olfato.

El cerebro también asigna diferentes conjuntos de neuronas para procesar información según las prioridades asignadas a grupos específicos de señales. Cuando presta mucha atención a su comida, el cerebro realiza cambios específicos en las vías de conexión según las diferencias detalladas en las señales y las prioridades. De hecho, se ha demostrado que cuando se presta atención a cualquier tarea que esté realizando, el cerebro libera agentes de crecimiento nervioso que consolidan las conexiones entre las neuronas, lo que ayuda a conectarlas para una acción coordinada futura. Además, las células nerviosas producen una serie de proteínas que permiten almacenar información. Esto te ayuda a recordar la experiencia. Esta capacidad del cerebro es muy útil para establecer una nueva forma de comer basada en tener una gama cada vez más sofisticada.

¿Qué hacer con el "hambre persistente"

A medida que pasa a una alimentación consciente y lenta, puede sentir que su hambre no disminuye al final de cada comida, incluso cuando presta atención a las señales de satisfacción que hemos estado discutiendo. Una razón, confirmada por estudios, es que, durante las comidas, la mayoría de las personas puede detectar una reducción en la intensidad del sabor de un nutriente más de lo que puede detectar la disminución de la intensidad de su hambre. En otras palabras, es posible que su hambre no se calme por completo durante una comida en particular, aunque ya no disfrute del sabor. Si siente esto, la solución es aprovechar la fuerza de su voluntad para algunas comidas, porque esta sensación disminuirá a medida que su cerebro aprenda que su hambre se satisfará en el transcurso de las próximas comidas.

Este entrenamiento cerebral es similar a otras actividades repetitivas en su vida. Imagine leer un libro muy largo. Puede leer poco a poco, sabiendo que puede volver a él en la siguiente sesión. Su cerebro no experimenta ninguna falta del placer al leer en forma espontánea. Lo que avance en sus lecturas subsiguientes es un seguimiento ya establecido hasta que termine de leer el libro.

Comer es lo mismo. Es posible que no consuma todos los nutrientes que necesita durante una sola comida, pero puede asegurarse de que habrá otras comidas por venir. Además, el cuerpo está cambiando constantemente en sus necesidades. Esta es la razón por la que incluso cuando se siente satisfecho con un tipo de alimento en su plato, otros alimentos que aún no se han consumido pueden parecerle apetitosos y esto es porque el cuerpo necesita otros nutrientes. Una vez que su cerebro pueda estar seguro de que usted tendrá la oportunidad de comer nuevamente, podrá parar de comer antes de sentirse satisfecho. Poco a poco, esta nueva forma de comer se volverá natural y le tomará cada vez menos fuerza de voluntad para detenerse antes de llegar al punto de comer en exceso.

Si no obtuvo todos los nutrientes que necesitaba en una comida, el cerebro sabe que puede corregir cualquier necesidad no satisfecha en las comidas subsiguientes. Mientras haya suficientes reservas de nutrientes en el cuerpo, el cerebro puede esperar varias horas para una absorción completa de nutrientes de una comida antes de reevaluar lo que necesita— y volver a generar la sensación de hambre.

Esto confirma el porqué los seres humanos dependen de múltiples comidas de diferentes tamaños para obtener todos los nutrientes necesarios en un día determinado. En muchos sentidos, no es tan diferente de lo que usted ya puede hacer. Cuando tome un desayuno pequeño, es posible que sienta que es suficiente ya que el almuerzo seguirá pronto. Del mismo modo, si toma un gran desayuno, estará muy bien con sólo un almuerzo pequeño, sabiendo que la cena saciará el hambre remanente.

En resumen, el sistema de monitoreo nutricional de su cerebro detecta no sólo lo que el cuerpo absorbe durante una comida, sino también lo que no se obtuvo. Si puede comenzar a aplicar esta misma forma de pensar a todas sus comidas, pronto se entrenará para estar satisfecho con un menor volumen de alimentos en cada comida, sabiendo que consumirá más nutrientes en una comida posterior.

Epílogo

PARA BAJAR Y MANTENER el azúcar en su sangre dentro de los límites normales, y finalmente revertir su diabetes (y posiblemente perder peso también), debe crear nuevos hábitos que refuercen su objetivo de regular el consumo de sus alimentos. Aquí está en resumen una lista de las cosas que aprendió en este libro:

- Evite los granos y los alimentos a base de harinas de granos tanto como le sea posible. Los granos son los culpables que activan el "cambio a la quema de ácidos grasos" que obliga a su cuerpo a cambiar de la quema de glucosa a la quema de ácidos grasos de manera regular. Este cambio deja la glucosa en el torrente sanguíneo, que es la causa del alto nivel de azúcar en la sangre y, en última instancia, la diabetes.

- Cada vez que piense en alimentos, recuerde que el cuerpo está buscando nutrientes, ya que la boca no tiene receptores separados para identificar grupos de alimentos como los carbohidratos, las proteínas o la grasa. Y usted no tiene una idea clara de los nutrientes que faltan en el cuerpo cuando siente el deseo de comer.

- Deje que su mente subconsciente lo ayude a seleccionar alimentos según su necesidad interna de nutrientes específicos y la disponibilidad potencial de los nutrientes en los alimentos presentados.

- Limite sus alimentos a aquellos que requieren masticar antes de pasarlos. Esto ayudará a asegurar que las moléculas nutritivas de los alimentos se registren en su boca y contribuyan a que disfrute de los alimentos, lo que le ayudará a saber cuándo debe parar de comer.

- Cada vez que piense en comer, recuerde de comer lentamente y saborear su comida. Forme una imagen mental de cada movimiento de masticación disfrutando del sabor. Reduzca la velocidad con que ha masticado en el pasado y mastique bien cada bocado de comida para liberar y disfrutar de los nutrientes. Cada vez que hace esto, sus conexiones cerebrales cambian. Si puede imaginar terminar una comida basándose en la satisfacción del gusto, puede hacerlo más fácilmente cuando está consumiendo una comida.

- Preste atención a los mecanismos sensoriales en su cuerpo que le permiten responder a sus señales naturales de hambre y satisfacción. Seguir estos le permitirá consumir alimentos con una ingesta ocasional de exceso de sus necesidades nutricionales inmediatas.

- Consuma todos los líquidos a sorbos excepto el agua. Esto asegurará un mayor registro de nutrientes disueltos.

- Cuando salga a comer a la calle, pruebe un nuevo restaurante o pida un nuevo plato principal. Cuando viaje o se vaya de vacaciones, busque disfrutar lo más que pueda de su experiencia gastronómica. Sin embargo, debe tener la misma mentalidad en cada comida, recordando siempre que tiene más tiempo para disfrutar cada bocado de comida.

Vida saludable, libre de diabetes

Cualquiera que sea su edad actual, las recomendaciones de este libro le ayudarán a envejecer en forma más feliz. Cuando logre su objetivo de mantener un nivel normal de azúcar en la sangre, tendrá más energía, se sentirá mejor y finalmente disfrutará de una de las actividades más significativas de la vida: comer. Cada comida se convertirá en una verdadera experiencia sensorial que le cause deleite y, al mismo tiempo, refuerce su capacidad de comer para nutrirse. Al darse cuenta de que sin poner alimentos que producen glucosa en la boca, el nivel de azúcar en su sangre no puede subir, y evitará el consumo de alimentos que provoquen un alto nivel de azúcar en la sangre y diabetes.

El desafío más importante para usted como una persona adulta es lograr un estado mental de deleite tranquilo durante las comidas. Por supuesto, como adulto, probablemente se haya condicionado a comer un cierto volumen de alimentos según la hora del día y el lugar de la comida, como una cafetería, un restaurante o en casa, o en otras ocasiones, como eventos deportivos, películas, celebraciones formales, o reuniones al aire libre.

Sin embargo, ahora sabe que es posible volver a entrenar su cerebro y tomar conciencia de su comportamiento alimentario. Conocer el mecanismo natural que es la base del instinto del hambre debería darle la confianza para luchar por nuevos hábitos. Tomará tiempo, pero puede superar los desafíos en su mayoría externos, y aprender las habilidades para revertir su diabetes tipo 2. Puede desarrollar el talento para volverse inmune al marketing lleno de imágenes y cultivar un estilo de vida en el que come lo que disfruta, disfruta lo que come y come menos de lo que no puede disfrutar.

A medida que aprenda a mantener un nivel normal del azúcar en la sangre practicando una alimentación consciente en cada comida, automáticamente se encontrará comiendo mejor y más saludable, mientras disfruta más. Masticará su comida con gran aprecio por los nutrientes que encuentra en ella. Sabrá más de sus sabores, especias, texturas y cualidades únicas de cada componente de una receta. Prestará atención a lo que su cerebro le dice acerca de su hambre y satisfacción. Se volverá más consciente de qué comer y cuánto comer y se volverá a conectar con los ritmos naturales de su cuerpo para comer de acuerdo con sus actividades.

Realice los cambios necesarios uno a la vez. Con cada cambio, comenzará a establecer nuevas conexiones neuronales y creará un camino que hará que su nuevo comportamiento alimentario sea una respuesta automática. Cada vez que usted repite la nueva forma de comer, estas conexiones se fortalecen.

Puede tomar semanas antes de aprender y dominar estos nuevos hábitos alimenticios. Pueden pasar meses de concentración y práctica antes de que los hábitos se vuelvan automáticos. Sin embargo, a medida que se convierta en un experto, mejorará su habilidad de escuchar atentamente a su cerebro y reconocerá exactamente lo que le dice. Esto es posible porque ha restablecido el objetivo de comer para satisfacer las necesidades de nutrientes de su cuerpo, no para llenar su estómago. Su cerebro dirigirá las acciones conscientes e inconscientes que se necesitan para lograr ese objetivo durante cada comida. A medida domine esta habilidad, tendrá más autocontrol para terminar su comida cuando lo desee.

Es muy probable que necesite ejercitar la autodisciplina para llevar a cabo este plan. No servirá si renuncia antes de comenzar a obtener resultados. Recuerde que, durante todos estos años, practicó una cierta forma de consumir todos los nutrientes que su cuerpo necesita. Es natural que su cerebro se resista a aprender otras formas para lograr el mismo objetivo. Esto dificulta a las nuevas formas que tiene que competir con algo en lo que ya es aprendido. Durante las primeras etapas de la práctica de este método, se descubrirá a si mismo recurriendo a la antigua forma de comer. Esto se debe a que la mayoría de las vías que se utilizaron para el viejo hábito de comer todavía están en el cerebro, disponibles para la mente subconsciente.

Además, una de las razones principales para volver a su antigua forma de comer es el consumo de alimentos que prácticamente no requieren masticación. La forma más segura de volver a enfocarse es seleccionar deliberadamente sólo los alimentos con textura, prestar atención a cada movimiento de masticación y disfrutar de los nutrientes liberados en la boca.

Use estos momentos en los que usted se da cuenta como oportunidades para recordar que su antigua forma de comer se basaba en la creencia de que cuanto más comía, más disfrutaba su comida. Es posible que esta situación haya comenzado en su infancia cuando su madre le insistía a aceptar un bocado más para terminar lo que había en el plato. Durante el día, una niñera puede haberle reforzado lo mismo al decirle a su madre lo bien que se portó ese día porque comió bien, y ese mensaje hizo feliz a su madre. La relación entre la cantidad de alimentos consumidos, ser una persona que se porta bien y producir felicidad podría haberse establecido a partir de ese momento.

Cada vez que se descubra volviendo a la antigua forma de comer, aproveche la oportunidad para sentirse satisfecho de que al menos pudo identificar y corregir ese viejo hábito. Para establecer la nueva forma de comer, debe reemplazar la mayoría de las señales producidas en su boca y que han sido establecidas por la antigua forma de comer por otras nuevas. De lo contrario, el cerebro volverá fácilmente a la antigua forma de comer tan pronto como detecte señales familiares provenientes de la boca. Por ejemplo, si muchos alimentos son comunes para usted, es fácil que surja la antigua forma de comer sin que usted se dé cuenta, a menos que cambie a elegir nuevos alimentos sólo para ayudar a establecer una nueva forma de comer.

El momento más importante durante el período de aprendizaje de transición es probablemente el momento en que usted ingiere la comida más grande, ya sea el almuerzo o cena. Esto significa que debe estar especialmente atento durante este momento para comer lenta y conscientemente, saboreando su comida. Preste atención al tamaño de cada bocado, sea consciente de la sensación de la comida en la boca, disfrute los sabores, y si la comida está caliente o fría. Revise la velocidad con que mastica y el movimiento de los alimentos dentro de su boca; y preste atención cuando deje de masticar o pase la porción masticada. Si realiza estas acciones erróneamente, puede estar activando su antigua forma de comer.

Reconectándose con su verdadero cuerpo

Estar en contacto y en sintonía con su cuerpo es una de las claves para un envejecimiento saludable. Cuanto más capaz sea de autorregular su consumo de alimentos, mejor lo será para satisfacer sus necesidades nutricionales a medida que envejece, sin aumentar de peso ni debilitar su cuerpo a causa de una enfermedad, o correr el riesgo de mantener su condición actual de diabetes. A medida que su gasto de energía cambie a través del tiempo, mejorará la percepción de cuándo debe aumentar o disminuir su necesidad de nutrientes energéticos. Puede envejecer, pero no será gordo o diabético. Puede volverse más sosegado, pero sabrá cómo alimentar adecuadamente sus órganos internos con la amplia variedad de nutrientes que necesitan para mantenerse saludables y funcionando. Cuando esté profundamente en contacto con su cuerpo en el momento presente, todas sus comidas se volverán más satisfactorias y placenteras.

Para que se establezca con firmeza este nuevo estilo de vida, son fundamentales los sentimientos de orgullo, autoestima y satisfacción que obtiene cada vez que lo hace bien. Los sentimientos positivos repetidos establecerán en su memoria que su nueva forma de comer lo ayudará a preservar la salud y la armonía entre todos los órganos de su cuerpo.

Además, después de practicar esta nueva forma de comer por un tiempo, va a ser capaz de darse cuenta incluso antes de tomar el camino equivocado, volviendo a las viejas formas. Una vez que su nueva actitud hacia la alimentación esté completamente establecida, sólo tendrá que corregir su forma de comer ocasionalmente, ya que la mayoría de las veces comerá de la manera correcta.

A medida que sea eficiente en la ejecución de este plan, probablemente comenzará a sentir hambre en diferentes momentos que en el pasado. A veces, sentirá hambre más temprano en el día, especialmente si ha estado física o mentalmente activo. A veces ocurrirá lo contrario— simplemente no sentirá hambre en el almuerzo o la cena habitual.

Este cambio en su hambre es una prueba de que está empezando a escuchar su sistema regulatorio interno, que ha sido re-sensibilizado a su forma original de comer. Tenga en cuenta que su nuevo comportamiento alimenticio es más natural, auténtico y en armonía con la forma en que los humanos evolucionaron para comer para nutrirse. Esta conexión con su "ser humano íntimo" le ayudará a sentirte más saludable, más feliz y más fuerte. Será menos propenso a ser víctima de la publicidad falsa o engañosa de alimentos, a programas de dieta ineficaces y a comer en exceso para compensar el estrés o los problemas en su vida.

Y, sobre todo, habrá revertido su diabetes y es probable que haya evitado las peores consecuencias a medida que envejece saludablemente en su futuro.

Comparación de Granos con Otras Fuentes de Carbohidratos

EN CASO QUE USTED esté dudando que los granos sean tan malos para usted como afirma este libro, consulte la tabla que presento más abajo. La comparación de los granos con muchos tipos de verduras muestra exactamente cómo los granos contienen muchos más carbohidratos que cualquier otro vegetal.

Recuerde: cada 4 gramos de carbohidratos es igual a 1 cucharadita de azúcar. Comer un sándwich es como comer 6 cucharaditas de azúcar; una pizza es como 10 cucharaditas de azúcar; y una taza de arroz equivale a 12 cucharaditas de azúcar. Cada vez que usted come granos, está llenando ciertamente su cuerpo con cantidades de glucosa que probablemente no pueda usar de inmediato. Poco a poco, usted llena sus células adiposas con glucosa no utilizada convertida en ácidos grasos y almacenada como grasa. En algún momento, cuando la grasa vuelve a descomponerse en ácidos grasos, los músculos comienzan a quemarlos en lugar de la glucosa, y el exceso de glucosa permanece en la sangre, por lo tanto, un alto nivel de azúcar en la sangre y, finalmente, la diabetes.

La próxima vez que desee comer un sándwich, un plato de arroz, un pedazo de pizza o un postre, un pan dulce o un trozo de pastel, recuerde que está ingiriendo muchas cucharaditas de azúcar.

COMIDA (aprox. el tamaño de la porción puede variar)	Gramos de carbohidratos
Pan, 2 pedazos	24
Cereal, 1 taza	30
Sándwich 30 cm 1	36
Pizza, 1 pedazo	40
Pasta, 2 onzas	40
Arroz, 1 taza	48
Pan Bagel, 1	48
Queque, Bizcocho 1	13
Alfalfa, cruda, 100g	0.4
Alcachofa, cocida, 100g	10.6
Espárragos, cocidos, 100g	4
Bamboo en pedazos, en lata, 100g	0.7
Brotes de Frijol, crudo, 100g	4
Betabel (remolacha, beterraga), cocido, 100g	9.5
Brócoli, verde, cocido, 100g	1.3
Brócoli, morado, cocido, 100g	1.3
Col pequeña, cocida, 100g	3.1
Repollo, col, verde, cocida, 100g	0.6
Repollo, Col, China, cruda, 100g	1.4
Repollo, Col, roja, cruda, 100g	3.7
Repollo, Col, savoy, crudo, 100g	3.9
Repollo, Col, blanca, cruda, 100g	5
Pimiento, verde, crudo 100g	2.6

Pimiento, rojo, crudo 100g	6.4
Zanahorias, crudas, 100g	6
Coliflor, cocido, 100g	2.3
Apio, crudo, 100g	0.9
Maíz dulce, tierno, cocido, 100g	2.7
Granos de maíz, en lata, 100g	27
Elote, choclo, en mazorca, 100g	11.6
Col rizada, cruda, 100g	1.4
Pepino, sin pelar, crudo 100g	1.5
Berenjena, cruda, 100g	2.2
Endivia, Achicoria, 100g	2.8
Hinojo, crudo, 100g	1.8
Ajos, frescos, crudos, 100g	16
Poro, Puerro, crudo, 100g	2.9
Lechuga romana, cruda, 100g	1.7
Lechuga iceberg, cruda, 100g	1.9
Champiñones, hongos, crudos, 100g	3.4
Papas, cocidas, 100g	18
Cebollas, crudas, 100g	7.9
Chiviría, zanahoria blanca, cruda, 100g	12.5
Arvejas, Guisantes, congelados, crudos, 100g	9.3
Arvejas, Guisantes, frescos, crudos, 100g	11.3
Rábanos, rojos, crudos, 100g	2
Espinaca, cruda, 100g	1.6
Calabazas, al horno, 100g	7.4
Spaguettis de calabaza, horneados, 100g	18
Calabazín, Zucchini, crudo, 100g	1.8
Camote, al horno, 100g	28
Tomates, en lata, & líquido, 100g	3
Tomates, crudos, 100g	3
Yuca, al horno, 100g	37.5

Comparación de nutrientes de diversos granos versus lentejas, nueces de Brasil (castañas), pasas y hongos

Una afirmación común es que los granos enteros contienen muchos nutrientes importantes. Como se muestra en la siguiente tabla, usted puede obtener casi todos los nutrientes asociados con los granos de verduras, nueces, frutas y champiñones. El uso de especias y hierbas le brindará aún más oportunidades de obtener los nutrientes necesarios sin tener que consumir la cantidad voluminosa de glucosa, de la cual miles de moléculas están presentes en cada molécula de carbohidratos complejos que constituyen la mayor parte de un grano.

PORCION 100 GRAM	Trigo	Arroz Integral	Maíz	Lentejas	Nuez de Brasil (Castañas)	Pasas	Champiñones
Fibra (gm)	12.2	3.5	7.3	10.7	7.5	3.7	1
Calcio (mg)	29	23	7	56	160	50	18
Hierro (mg)	3.2	1.4	2.7	6.5	2.4	1.9	0.4
Magnesio (mg)	126	143	127	47	376	32	9
Fósforo (mg)	288	333	210	281	725	24	120
Potasio (mg)	363	223	287	677	659	749	448
Sodio (mg)	2	7	35	6	3	11	6
Zinc (mg)	2.6	2	2.2	3.3	4	0.2	1.1
Cobre (mg)	0.4		0.3				0.5
Manganeso (mg)	3.9	3.7	0.4			0.3	
Selenio (mg)	70.7		15.5		1917 (ug)		26 (ug)
Tiamina (mg) B1	0.4	0.4	0.3	0.8	0.6	0.1	0.1
Rivoflavina (mg) B2	0.1	0.1	0.2	0.2		0.1	0.5
Niacina (mg) B3	5.4	5	3.6	2.6		0.8	3.8
Ácido Pantoténico B5 (mg)	0.9	1.5	0.4	2.1		0.1	1.5
Vitamina B6 (mg)	0.3	0.5	0.6	0.5		0.1	0.1
Ácido Fólico (ug) total	38	20	19	479	22	5	25

Ajustando sus Medicamentos Para la Diabetes Mientras Implementa los 8 Pasos

PRÁCTICAMENTE CASI toda la glucosa en su sangre proviene de los alimentos que consume, especialmente los carbohidratos a base de granos. En la actualidad, el consumo excesivo de carbohidratos es, en gran parte, lo que provoca un alto nivel de azúcar en la sangre en la mayoría de los países del mundo. Sin embargo, si no se consumen carbohidratos con una comida, el hígado puede convertir en glucosa hasta el 50% de los aminoácidos absorbidos de la carne, como por ejemplo el bistec. .

Los endocrinólogos, al establecer los criterios para el diagnóstico y el tratamiento, han complicado el tratamiento médico de la diabetes tipo 2 más de lo que debería ser. Por ejemplo, si sus niveles de azúcar en la sangre siguen subiendo a pesar de tomar medicamentos, es posible que se le indique, sin ninguna prueba adicional, que no es una indicación de que su diabetes esté empeorando. Debido, según le informaron, a que sus medicamentos "dejaron de funcionar" por razones que los expertos en diabetes no entienden completamente. Si tiene alguna inquietud con respecto a la cantidad de carbohidratos que consume, puede estar seguro de que los carbohidratos son un nutriente importante y, siempre y cuando la cantidad por comida o snack no exceda la recomendación de los expertos, no tiene por qué reducirlos. Ellos insisten que lo que se necesita es cambiar su medicamento, usar una combinación diferente de medicamentos, comenzar a inyectar medicamentos que liberen insulina de su propio páncreas o comenzar a recibir insulina, junto con pruebas más frecuentes en su casa y en el laboratorio para controlar la sangre.

Ninguna de esas soluciones es precisa. Si su objetivo es reducir el azúcar en la sangre, reducir o eliminar sus medicamentos para el azúcar en la sangre e incluso revertir un caso diagnosticado de diabetes, debe considerar los siguientes pasos:

1. Elimine los productos de granos de su dieta diaria. Deje de comer pan, pastas, arroz, pasteles y tortas y otros tipos de comidas hechas con almidón. **Hacer que las lentejas sean la fuente de carbohidratos para su cuerpo es el tratamiento más efectivo para reducir el nivel elevado de azúcar en la sangre si tiene prediabetes o diabetes.** Las legumbres, como las lentejas, formaban parte de la dieta humana mucho antes de que la agricultura se estableciera como parte integral de la vida humana. La variedad de lentejas disponibles en diferentes partes del mundo proporciona una fuente más amplia de nutrientes necesarios en comparación con el menor número de granos cultivados. Recuerde que, durante la infancia, la mayor parte del exceso de glucosa que se convirtió en grasa en su cuerpo provino de la leche. Su cuerpo podría hacer uso de la grasa almacenada para su crecimiento, principalmente el crecimiento vertical a medida que aumentó de estatura. Durante la vida adulta, el exceso de glucosa,

principalmente de los granos, se acumula en el cuerpo como grasa y es responsable de su crecimiento horizontal a medida que aumenta de peso. Dado que la acumulación de grasa conduce a la elevación posterior de la glucosa en sangre de una manera que es directamente proporcional a su ingesta de carbohidratos, verá una reducción casi inmediata en el nivel de azúcar en su sangre una vez que elimine los productos de granos de su dieta.

2. Controle el nivel de azúcar en su sangre cuando usted hace ayunos diariamente y en casa hasta que los niveles se estabilicen dentro del rango normal. (Ayunar significa no haber comido alimentos durante al menos diez horas).

3. Hágale saber a su médico que ha cambiado su dieta. Dígale sobre las recomendaciones de este libro y busque su ayuda para reducir la dosis de sus medicamentos para la diabetes.

4. Pídale a su médico que controle sus niveles de azúcar en la sangre y triglicéridos en ayunas a través de un laboratorio de sangre. Es posible que deba pagar por esto, ya que su compañía de seguros puede no aprobar el pago si le hacen la prueba con más frecuencia de la que le permiten. Consulte a su médico para decidir la frecuencia de esta prueba.

5. Es posible que su médico quiera continuar evaluando sus niveles de A1C cada tres meses hasta que esté satisfecho de que ya no es diabético.

La rapidez con la que bajará el azúcar en la sangre es impredecible porque depende de muchos factores, incluida la cantidad de carbohidratos que consume, no sólo en granos, sino también en verduras, frutas, productos lácteos y azúcares naturales.

A medida que contemple dejar sus medicamentos para la diabetes, es motivante imaginar todos los beneficios. Primero, imagine la alegría de vivir sin el miedo de pasar el resto de su vida haciendo frente a la diabetes y sus complicaciones. Luego, imagine la libertad que experimentará al no tener que llevar alimentos cada vez que viaje o asegúrese de que haya alimentos disponibles en su destino, muchas veces de inmediato. Las formas más comunes de hipoglucemia en la diabetes tipo 2 ocurren como una complicación de los tratamientos con insulina u otros medicamentos. Piense cuánto disfrutará comiendo sin las restricciones impuestas por los medicamentos, los alimentos permitidos o los horarios de comidas prescritos. Además, gastará menos dinero en medicamentos, análisis de azúcar en la sangre y visitas al médico.

Comprometerse con una nueva dieta le dará el beneficio adicional de un menor conteo de triglicéridos en la sangre con un potencial reducido para causar el bloqueo de las arterias. Además, menos azúcar en la sangre en circulación significa menos agua en la circulación sanguínea para mantener el azúcar disuelto. Esto podría llevar a tomar menos medicamentos para controlar la presión arterial.

El Verdadero Rol de los Ejercicios en Su Salud

LA FALTA DE EJERCICIO FÍSICOS se considera como una de las causas del aumento de la incidencia de la diabetes en todo el mundo, según el entendimiento de que la glucosa no utilizada en generar energía muscular contribuye a la elevación del azúcar en la sangre.

Aparentemente, uno pensaría que esto tiene sentido. Cuando hace ejercicios, sus músculos envían un mensaje al cerebro para obtener combustible adicional. El cerebro, a su vez, envía una señal al hígado para que libere glucosa no sólo para suministrar combustible a los músculos, sino también a las células cerebrales.

Muchas personas, especialmente las personas jóvenes en edad, obtienen beneficios, como un nivel más bajo de azúcar en la sangre usando el ejercicio como herramienta. Sin embargo, mi opinión es que aunque es posible reducir el azúcar en la sangre a través del ejercicio y, en el proceso, revertir la diabetes, no es probable que la mayoría de las personas puedan confiar en el ejercicio como su método principal para controlar el azúcar en la sangre. Ésta es la razón.

Primero, la mayoría de las personas simplemente no hacen suficiente ejercicio para lograr el objetivo de gastar suficiente energía para hacer una diferencia significativa. El ejercicio quema muy pocas calorías en relación con la ingesta diaria. Una mujer que pesa 64 kilos (140 libras) puede quemar 270 calorías al caminar 5.6 kilómetros (3.3 millas) en una hora, 390 calorías al montar bicicleta durante una hora y recorrer una distancia de 10 a 12 millas (16 a 19 kilómetros), o 430 calorías al correr 30 minutos a una velocidad de 7.5 mph (12 kph). Pero si hace ejercicios sólo dos o tres veces por semana, y consume 1800 o 2000 calorías por día, difícilmente hará mella en agotar sus células adiposas. Lo mismo ocurre con los hombres, aunque los números son ligeramente diferentes.

Agregue a esto el hecho de que el ejercicio en sí hace que las personas sientan más hambre. Salir a caminar, a montar bicicleta o al gimnasio y luego regresar a casa y comer aún más. El ejercicio a menudo hace que las personas deseen los dulces, o piensan que merecen una recompensa con un helado o un chocolate. Por lo tanto, si su régimen de ejercicio vigoroso está acompañado por un aumento de la ingesta de calorías, incluso podría terminar agregando más azúcar al torrente sanguíneo.

Otro problema con el ejercicio es que no tiene el mismo impacto a medida que tiene más edad. Es muy difícil mantener el nivel de actividad cuando tiene músculos que envejecen. Lo que solía tomar 20 minutos para quemar 300 calorías ahora toma 40 minutos o incluso una hora, ya que hay una disminución gradual en la capacidad para mantener la función y la masa del músculo esquelético.

¿Para qué sirve el ejercicio?

No abogo por el ejercicio como una herramienta para el control de la diabetes porque creo que el ejercicio no es necesario ni está destinado a controlar el azúcar en la sangre. Si el ejercicio fuera necesario para controlar el azúcar en la sangre, todos sentiríamos la necesidad de hacer ejercicio después de una comida suntuosa que contiene carbohidratos, al igual que sentimos la necesidad de movernos cuando escuchamos música con un ritmo dinámico. En cambio, la mayoría de nosotros nos sentimos aletargados después de una comida pesada. A la inversa, se podría suponer que una persona que está comiendo pero que no hace ejercicio debería tener más probabilidades de desarrollar diabetes en comparación con una persona más joven y capaz de ser más activa físicamente, pero no a todos les sucede. Por ejemplo, la incidencia de la diabetes está aumentando en las poblaciones más jóvenes en comparación con las personas mayores que normalmente disminuyen la velocidad de sus actividades físicas.

No me malinterprete: el ejercicio lo ayudará a bajar su nivel de azúcar en la sangre porque las fibras musculares activas consumen glucosa sin la presencia de insulina (mientras que las fibras musculares inactivas necesitan la presencia de insulina para que permitan el ingreso de la glucosa). Por lo tanto, vale la pena hacer ejercicio para calentar los músculos, lo que los estimula al consumo de glucosa.

Sin embargo, el principal beneficio del ejercicio es acondicionar los pulmones, el corazón y los músculos, independientemente de sus niveles de azúcar. El acondicionamiento desarrolla la capacidad de reserva disponible para su uso cuando la necesite o cuando se enferme. Por ejemplo, una persona mayor que no hace ejercicios puede tener la capacidad de suministrar un litro de oxígeno por minuto a los tejidos y una capacidad de reserva de tres a cuatro litros por minuto. Una persona mayor con buena condición física puede tener el doble de esa reserva. Cuando una persona mayor con un buen estado físico desarrolla una afección como una neumonía, tiene más reservas respiratorias disponibles. Lo mismo ocurre con un corazón condicionado de una persona atlética que es mayor edad: puede bombear más sangre con menos esfuerzo que una persona no condicionada y tiene las reservas para ayudar a esa persona a superar una enfermedad seria.

Se pueden esperar reservas similares para las acciones de otros órganos y sistemas en el cuerpo de alguien que hace ejercicio. Por ejemplo, el acondicionamiento permite que sus músculos trabajen por más tiempo antes de que su cerebro sienta el estrés del ejercicio y lo haga sentirse cansado, en comparación con el cerebro que no está condicionado a ejercitar los músculos. La capacidad del cuerpo humano para hacer frente a eventos inesperados puede mejorarse si se mantienen las capacidades de reserva.

Los beneficios adicionales del ejercicio incluyen desde una mejoría en la circulación de la sangre que ayuda al cerebro a pensar más creativamente y a tener un mejor tono en la piel. La elevación sostenida de la temperatura corporal que se obtiene al hacer ejercicios mejora el sistema inmunológico y refuerza los mecanismos de defensa del cuerpo, además facilita la transferencia de glucosa de la sangre a las células musculares activas. Para muchas personas, el añadir ejercicios físicos en sus rutinas diarias también ofrece la clave para una mayor felicidad y bienestar mental, incluso si sus niveles de azúcar en la sangre son altos.

Notas Finales

1. *Are Baby Boomers Healthier than Generation X? A Profile of Australia's Working Generations Using National Health Survey Data.* Pilkington et al. PLoS One 9(3): March 2014

2. Kannel, WB. 1985. Lipids, diabetes, and coronary heart disease: Insights from the Framingham Study. *American Heart Journal* 110:1100-1107

3. Statin use and risk of diabetes mellitus in postmenopausal women in the *Women's Health Initiative.* Arch Intern Med 2012 Jan 23;172(2):144-52

4. Insulin's ability to lengthen the life span and improve the quality of life of patients with diabetes is clearly established. However, this conclusion is primarily based on the results of treating patients with Type 1 diabetes who suffer progressive damage to insulin-producing cells in the pancreas. The conclusion is less applicable to those taking insulin for Type 2 diabetes.

5. See http://www.nhlbi.nih.gov/guidelines/obesity/BMI/bmicalc. htm.

6. Swithers, SE. 2013, Artificial sweeteners produce the counterintuitive effect of inducing metabolic derangements. *Trends in Endocrinology and Metabolism.* 24:431-441

7. Davis, CM. 1928, Self-selection of diet by newly weaned infants. An experimental study. *The American Journal of Diseases of Children.* 36:651-679.

Acerca del Autor

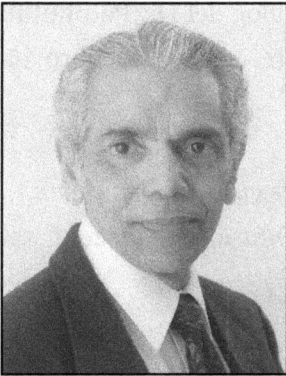

JOHN M. POOTHULLIL, MD, FRCP practicó la medicina como pediatra y alergista durante más de 30 años, 27 de esos años en el estado de Texas. Recibió su título de médico de la Universidad de Kerala, India en 1968, después de lo cual realizó dos años de residencia médica en Washington, DC y Phoenix, Arizona y dos años de beca, uno en Milwaukee, Wisconsin y el otro en Ontario, Canadá. Comenzó su práctica en 1974 y se retiró en 2008.

Cuenta con certificaciones de the American Board of Pediatrics, The American Board of Allergy & Immunology y the Canadian Board of Pediatrics. Durante su práctica médica, el Dr. Poothullil se interesó en comprender las causas y las interconexiones entre el hambre, la saciedad y el aumento de peso. Su interés se convirtió en una pasión y en un proyecto de investigación y estudio personal de varias décadas que lo llevó a leer muchos artículos de revistas médicas, libros de texto médicos y otros trabajos académicos en biología, bioquímica, fisiología, endocrinología y funciones metabólicas celulares. Esto eventualmente guió al Dr. Poothullil a investigar la teoría de la resistencia a la insulina en relación con la diabetes. Reconociendo que esta teoría era ilógica, pasó varios años repensando la biología detrás del alto nivel de azúcar en la sangre y desarrolló la teoría de la quema de ácidos grasos como la verdadera causa de la diabetes.

Dr. Poothullil ha escrito artículos sobre el hambre y la saciedad, la pérdida de peso, la diabetes y los sentidos del gusto y el olfato. Sus artículos han sido publicados en revistas médicas como *Physiology and Behavior, Neuroscience and Biobehavioral Reviews, Journal of Women's Health, Journal of Applied Research, Nutrition, and Nutritional Neuroscience*. Su trabajo ha sido citado en el *Woman's Day, Fitness, Red Book and Woman's World*.

Visite el sitio web www.DrJohnOnHealth.com para más información de sus otros libros en inglés y el blog del Dr. Poothullil. Envíenos sus preguntas y comentarios sobre cómo este libro ha cambiado su vida.

Si le gustó este libro y obtuvo algún valor, me gustaría pedirle un favor: ¿Sería tan amable de dejar un comentario en Amazon?
¡Le agradecería mucho!

Other books by John Poothullil, MD, FRCP

Available in English only at Amazon and in Bookstores

A diagnosis of cancer—Confusion. Bewilderment. Fear.
Surviving Cancer—**A guide to return to a healthy life.**

SURVIVING CANCER

A New Perspective on
Why Cancer Happens
& Your Key Strategies
for a Healthy Life

JOHN M. POOTHULLIL, MD, FRCP

This book is for anyone who has cancer localized to a single site and not yet colonized in another part of the body. It is also for anyone who believes they are at risk of cancer due to heredity, lifestyle, working conditions, or for any other reason. *Surviving Cancer* is especially important for anyone with Type 2 diabetes, with or without cancer, to learn about the link between the two.

"This is an excellent book...very informative and useful. It is factually supported, eminently readable and lucidly written. 'Surviving Cancer' provides insight and valuable advice for anyone who has been diagnosed with cancer.

As an oncologist working in this field for decades, I highly recommend this book."

—**M.V. PILLAI. MD, FACP,** Clinical Professor of Oncology
Thomas Jefferson University, Philadelphia, PA

NEW INSIGHTS PESS
ISBN: (print) 978-0-9984850-2-7
ISBN: (eBook) 978-0-9984850-3-4

For people who are interested in preventing Type 2 Diabetes

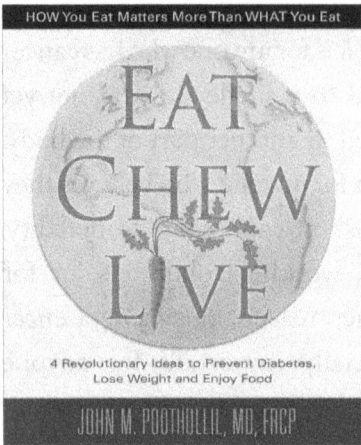

Eat Chew Live: 4 Revolutionary Ideas to Prevent Diabetes, Lose Weight and Enjoy Food by Dr. Poothullil is a comprehensive guide in preventing diabetes. It goes into extensive detail about the lack of logic with the insulin resistance theory, why the fatty acid burn theory makes more sense to understand the cause of high blood sugar and Type 2 diabetes, and what everyone can do to change their thinking and eating habits to ensure they do not develop high blood sugar and diabetes.

OVER AND ABOVE PRESS

ISBN: (print) 978-0-9907924-0-6
ISBN: (eBook) 978-0-9907924-1-3

Available in English only at Amazon and in Bookstores

WINNER, 2016 BEVERLY HILLS BOOK AWARD

www.ingramcontent.com/pod-product-compliance
Lightning Source LLC
Chambersburg PA
CBHW070803280326
41934CB00012B/3032